Neuroathletik für Einsteiger

Durch neurozentriertes Training Kraft, Koordination und Fitness gezielt verbessern

Phillip Roden

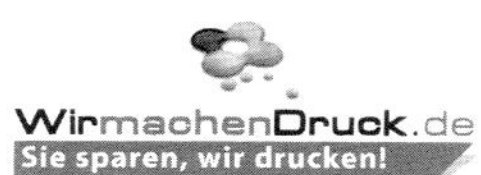

Email: info@edition-lunerion.de
www.edition-lunerion.de

Psiana eCom UG
Berumer Str. 44
26844 Jemgum

INHALT

Was Sie in diesem Buch erwartet

Waren Sie bisher auch immer der Ansicht, sportliche Erfolge seien nur das Resultat harten körperlichen Trainings? Und immer wiederkehrende Verletzungen seien die Konsequenz mangelnder Regeneration oder gar unveränderliche Macht des Schicksals? Das geht den meisten Menschen so, ob Laien oder Experten. Und das soll auch kein Urteil sein, stützt sich dieses vermeintliche Wissen doch auf das, was in den letzten Jahrzehnten gelehrt und popularisiert wurde.

Doch zufriedenstellend sind diese angeblichen Tatsachen nicht. Der Mensch ist eben keine Maschine. Es braucht also einen anderen Ansatz, um den Ursachen von Leistung beziehungsweise der Beeinflussung dieser auf den Grund zu gehen und ihre Mechanismen zu verstehen. Nur auf dieser Basis ist es möglich, ihre Einbußen umzukehren und für eine Optimierung zu sorgen. Dass die Arbeit an der Muskulatur und an dem Bewegungsablauf allein nicht ausreicht, ist eine recht junge Erkenntnis. In dem neuen Wissen über die maßgebliche Rolle des menschlichen Gehirns in der Aufnahme und Verarbeitung von Wahrnehmungen und dessen Bedeutung für die (sportliche) Leistung betrat vor nicht allzu langer Zeit ein neuer, fast revolutionär anmutender Ansatz die Bühne der Sport- und Trainingswelt: das Neuroathletiktraining.

Das Konzept basiert auf den tiefgreifenden neuen Erkenntnissen, zu denen die Forschung erst in den letzten Jahren gelangt ist. Ihr zentrales Postulat lautet: Das menschliche Gehirn ist untrennbar und maßgeblich mit der Gesundheit des menschlichen Körpers verknüpft, sportliche Betätigung kann nicht davon losgelöst werden.

Umso dramatischer sind die häufig reizarme Umgebung und die anspruchslosen Aufgaben, die vielen von uns im Alltag begegnen, denn: Das Gehirn passt sich seiner Nutzung an. Seine Leistung ist daher nicht selten rückläufig, treten an die Stelle manueller und körperlicher Arbeit doch immer öfter technische Geräte, die uns in letzter Instanz auch noch das Denken abnehmen. Dabei gilt die Gedächtnisleistung als wesentliches Merkmal menschlicher Intelligenz. Gedächtnis ist die Fähigkeit, sich Wahrnehmungen und Erlebnisse zu merken und sich ihrer zu erinnern. Intelligenz ist heruntergebrochen die Fähigkeit, Aufgaben und Probleme zeitlich effizient zu lösen und sich in fremdartigen Situationen zurechtzufinden. Was angesichts unseres heutigen Alltags bleibt, sind demnach ein hoffnungslos unterforderter Körper und Geist, quasi leere Hüllen.

Wer zum Ausgleich auf Sport setzt, muss aber eines beachten: Training sollte nicht nur auf die Physis ausgerichtet sein, sondern auch das Zentrum des menschlichen Denkens und Handelns mit einbeziehen. Umgekehrt ist es sogar so, dass eine Verbesserung der eigenen Gehirnleistung mit einem Ausbau der sportlichen Fähigkeiten einhergehen kann. Es geht dabei nicht um das Lösen von Kreuzworträtseln oder anderen Maßnahmen von Gehirnjogging im weiteren Sinne. Es geht darum, das Gehirn mit gezielten Übungen so zu fordern und zu fördern, dass am Ende eine Optimierung der sportlichen Leistung steht. Und ganz nebenbei verbessern wir damit unsere Kompetenzen im Alltag.

Die bahnbrechenden Erkenntnisse der jüngeren neuronalen Forschung haben wahrlich das Potenzial, die Theorie und Praxis des Leistungs- und Amateursports wie auch der Rehabilitation nachhaltig zu revolutionieren. Dieses Buch vermittelt Ihnen zunächst ein breites Grundlagenwissen zur Funktion des Gehirns, indem die physischen und psychischen Prozesse der Reizaufnahme, -interpretation und -verarbeitung durch das menschliche

Nervensystem anschaulich erklärt werden und dabei die neueren Einsichten der Hirnforschung einfließen. Auf diese Weise wird deutlich, wo die Ansatzpunkte der neuen Methode herrühren und warum diese vielversprechend und effektiv ist.

Im Zentrum steht der sich auf Basis dieses Wissens und der neueren Entwicklungen herausgebildete Ansatz des Neuroathletiktrainings. Dieser wird Ihnen anhand praktischer Beispiele und gezielter Praxisübungen nähergebracht, damit Sie Ihr eigenes Gehirn auf die Probe stellen und mittels simplen Trainings im Alltag, im Gym oder auf dem Sportplatz eine Steigerung Ihrer körperlichen Leistungsfähigkeit erzielen. Ergänzend finden Sie noch zusätzliche Tipps, wie Sie durch die richtige Ernährung, durch persönliche Rituale und durch entspannende Meditationspraktiken die Leistung Ihres Körpers und Gehirns weitergehend unterstützen und fördern können.

Der exklusive 10-Wochen-Intensiv-Plan mit einem sorgfältig durchdachten und zusammengestellten Trainingskonzept auf Basis der präsentierten neuroathletischen Übungen bringt Sie behutsam, aber effektiv an Ihr Ziel. Egal ob Gelegenheitssportler, ambitionierter Athlet oder ehrgeiziger Profi: Vom gezielten Training des Gehirns kann jeder profitieren. Geben Sie dem Neuroathletiktraining seine verdiente Chance, dahinter steckt bei Weitem mehr als nur ein kurzlebiger Trend. Sie werden es gewiss nicht bereuen, versprochen!

Was ist Neuroathletik überhaupt?

Das Konzept des Neuroathletiktrainings basiert auf neueren Erkenntnissen der Hirnforschung, genauer gesagt auf der Neurobiologie und -psychologie. Es vereint die Disziplin des Athletiktrainings mit der der Neurowissenschaften und lässt sich so als Weiterentwicklung des klassischen Athletiktrainings verstehen. Letzteres war jedoch die längste Zeit stark von einer physiologischen und biomechanischen Sichtweise geprägt und wird nunmehr ergänzt durch die Einbindung des menschlichen Nervensystems in die Trainingspraxis.

Der neue Zweig des Neuroathletiktrainings geht von

 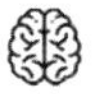

der Prämisse aus, dass neben den sportlichen Fähigkeiten auch die Gehirnleistung trainiert werden kann – ja, gar muss –, um erstere überhaupt effektiv zu verbessern. In diesem Sinne begreift Neuroathletiktraining Körper und Geist als Einheit und folgert daraus ein immenses Verbesserungspotenzial in zweierlei Hinsicht. Neben der Frage nach den Hintergründen wiederkehrender Verletzungen und Defiziten im Sport werden im Training auch Alltagsprobleme wie Vergesslichkeit oder Unstrukturiertheit adressiert, die eben nicht länger als unverbesserliches Charaktermerkmal verstanden, sondern als gezielt trainier- und veränderbar angesehen werden.

In dieser Perspektive lässt sich die gesamte Leistung des menschlichen Gehirns umfassend beeinflussen: Die Gedächtnisleistung wie auch die physische Steuerung des Körpers werden durch das Drehen an ein und denselben Stellschrauben verbessert. Neuroathletiktraining ist demnach ein holistischer Ansatz nach dem Motto: fit im Kopf, fit auf den Beinen. Es geht darum, dem Gehirn ein präziseres Arbeiten beizubringen, welches dem Körper Kraft spart und mehr Flexibilität erlaubt. Durch regelmäßiges und gezieltes Training verbessert die Methode die Qualität der vom Nervensystem ausgesendeten Signale, indem gezielt diejenigen Hirnareale aktiviert werden, die die eingehenden Reize verarbeiten und in motorische Reaktionen, also in Bewegungen, umwandeln. Und da unser Nervensystem schnell arbeitet und entsprechend aufnahmefähig ist, sind die Ergebnisse des Trainings unmittelbar fühl-, mess- und sichtbar. Der Bewegungsablauf wird optimiert, Schmerzen gelindert und die Leistung gesteigert. Auch ein vermeintlicher Modellathlet ist nur so stark wie seine schwächste Stelle. Und die kann im Körper ganz oben sitzen. Durch die Aktivierung unterfunktionierender Hirnareale können selbst Profisportler noch das letzte Bisschen aus sich herausholen. Neuroathletiktraining setzt genau da an.

Seine Entstehung wurde ganz maßgeblich durch den US-Athletiktrainer Eric Cobb beeinflusst, der das Konzept Anfang der 2000er Jahre mit der Entwicklung eines Ausbildungssystems für Trainer und Sporttherapeuten begann, dem sogenannten *Z-Health Performance Education System*. Dieses basiert schwerpunktmäßig auf den neuesten Erkenntnissen vor allem des *Carrick Institute* in Florida, einer Bildungseinrichtung für klinische Neurowissenschaft und Rehabilitation. Cobb integrierte also das noch junge Wissen über die bewegungssteuernden Systeme des menschlichen Körpers in das klassische, biomechanisch definierte und gesteuerte Athletiktraining.

In Sachen „richtiger" Trainingslehre können jedoch Welten aufeinandertreffen: Es existiert eine Vielzahl unterschiedlicher, teils auch divergenter Philosophien, wie der Athlet zur optimalen Leistung angeregt wird. Nicht wenige setzen dabei auf bewährte und breit wie lang erforschte Methoden. Wenn dann einer mit einem gänzlich neuen, ja, fast revolutionär anmutenden Konzept um die Ecke kommt, reichen die Reaktionen von Skepsis über Aufschrei bis hin zur völligen Negierung. Dem Neuroathletiktraining ging es in seinen Kindertagen nicht anders. Spöttisch sprachen Kritiker von vermeintlichen Wunderheilern, die nur Hokuspokus betrieben. Die Angriffspunkte waren dabei vielfältig und die von Cobb gerade frisch ausgebildeten Neuroathletiktrainer waren ein gefundenes Fressen, konnten diese den provokanten Fragen nach dem „Warum macht man was wann?" argumentativ kaum standhalten und die Kritik entkräften. Sie absolvierten ja auch eine Coaching-Fortbildung, kein akademisches Studium. Das ist in etwa vergleichbar mit Karateschülern, die gerade ihren gelben Gürtel erhalten haben, von einem Kung-Fu-Meister herausgefordert werden und diesem sang- und klanglos unterliegen. Karate ist deshalb noch lange keine ineffiziente Verteidigungsstrategie.

Ja, das Konzept des Neuroathletiktrainings ist wissenschaftlich noch nicht vollständig evaluiert, große internationale wissenschaftliche Publikationen fehlen bis dato. Aber die Annahmen und Methoden sind deshalb noch lange nicht an den Haaren herbeigezogen, sie basieren schließlich auf wissenschaftlichen Arbeiten unter anderem des angesehenen *Carrick Institute* und sind mittlerweile sowohl im Leistungs-, Fitness- und Breitensport sowie in der Rehabilitation erprobt. Und die Erfolge, die das Neuroathletiktraining dort feiert, sind der beste Beweis für seine Wirksamkeit und lassen es mehr sein als nur ein Placeboeffekt. Nur weil einige der Übungsformen von außen betrachtet wenig sportartspezifisch aussehen, bedeutet das nicht, dass sie die Leistung des Athleten nicht zielgerichtet optimieren können. Der menschliche Organismus ist einfach zu komplex, um in seiner Gänze entschlüsselt zu werden. Deshalb nutzt das Neuroathletiktraining ganz selbstlos bereits bestehende Ansätze, um diese mit seinen eigenen Bausteinen zu ergänzen. Dabei achtet das Neuroathletiktraining auf die Individualität eines jeden Sportlers.

Die Kritik verstummt zusehends in einer ähnlichen Geschwindigkeit wie die Verbreitung der Methode, die immer mehr Bereiche und Sportarten erobert. Im deutschsprachigen Raum findet sich Neuroathletiktraining etwa seit 2010 auf immer mehr Übungsplänen im Leistungssport. Federführend war und sind hier die Sportwissenschaftler Lars Lienhard sowie Martin Weddemann, die beide von Z-Health ausgebildet wurden und das Neuroathletiktraining mit ihrem *Focus on Performance* Netzwerk im Rücken im europäischen Spitzensport bekannt gemacht und weiterverbreitet haben. Prägend für den Begriff selbst war die Fußballweltmeisterschaft 2014, als Lienhard Teil des Betreuerteams des Weltmeisterkaders der deutschen Nationalmannschaft war und Manager Oliver Bierhoff den Spielern ob der Neuartigkeit erst einmal vermitteln musste, was Lienhard überhaupt macht. Seither wird Neuroathletiktraining immer stärker nachgefragt, zahlreiche deutsche und Schweizer Wintersportler nutzen die neuartigen Methoden und auch viele der deutschen Leichtathleten steigerten damit ganz natürlich ihre Leistung bei den Olympischen Spielen 2016 in Rio de Janeiro. Spitzensportler wie die Fußballer Per Mertesacker, Mario Götze und Serge Gnabry schwören auf Neuroathletiktraining ebenso wie Gina Lückenkemper, die die 100 Meter bei der Weltmeisterschaft in London 2017 als erste deutsche Frau unter elf Sekunden sprintete.

Neuroathletiktrainer schwimmen noch immer oft gegen den Strom, aber die Zeiten des belächelten Exotenstatus neigen sich dem Ende zu. Die Disziplin hat sich mit Beharrlichkeit, Überzeugung und Erfolgen einen Namen gemacht und verdient damit auch, dass man sie hört, ernst nimmt und auch in anderen Bereichen testet und ausbaut. Die innovativen Trainingsmethoden eines Jürgen Klinsmann wurden 2004 auch noch belächelt, sind heute aber in vielen Teams Standard. Die Tendenz zur ganzheitlicheren Betrachtung im Sport gibt auch dem Neuroathletiktraining Hoffnung, seinen Stand in nicht allzu ferner Zukunft weiter auszubauen.

Brain under construction

Die Hirnforschung setzt sich aus verschiedenen Disziplinen wie der Medizin, der Psychologie, den Natur- und den Ingenieurwissenschaften zusammen und untersucht, wie sich menschliche Funktionen – also Prozesse wie Denken, Entscheiden oder Empfinden – auf die Aktivität des Gehirns zurückführen lassen. Sie will nicht nur die Funktionsweise erklären, sondern darüber hinaus deren Verknüpfung mit neuronalen und geistigen Prozessen der Verarbeitung, Bewertung und Speicherung von Reizen und Informationen verstehen.

Damit hat sie einen Untersuchungsgegenstand gewählt, der komplexer kaum sein könnte, besteht das menschliche Nervensystem doch aus rund 100 Milliarden

Nervenzellen, den sogenannten Neuronen, seine Grundbausteine und Funktionseinheiten. Dass dabei jede dieser Zellen etwa 10.000 Anknüpfungspunkte hat und sie damit untereinander über knapp 100 Billionen Synapsen kommunizieren, macht die Sache nicht weniger herausfordernd. Doch die Forschungsmethoden sind mittlerweile derart elaboriert, dass die Wissenschaft über ein vergleichsweise präzises Wissen über die molekularbiologischen Vorgänge im Gehirn und über die Aktivität bestimmter Areale bei unterschiedlichen Aktivitäten und Empfindungen verfügt. Außerdem verbirgt sich hinter der Organisation und Arbeitsweise unseres Denkzentrums ein simples Prinzip, nämlich das stete Streben nach seiner Aufrechterhaltung mit minimalem Energieaufwand. Nichtsdestotrotz ist ein Ruheenergiebedarf von rund 20 % des gesamten Körperenergiebedarfs beachtlich, wo das Gehirn doch nur zwei bis drei Prozent unseres Körpergewichts ausmacht.

Der neuroathletische Ansatz macht sich einige Eigenschaften des menschlichen Gehirns zunutze. Zum einen ist das seine Fähigkeit, bis ins hohe Alter zu lernen. Es ist nicht nur in der Lage dazu, es ist sogar dafür bestimmt! Denn Lernen ist eine unvermeidbare Folge von Wahrnehmung, die auf kognitiver Ebene in einen Prozess eingebunden ist, der mit Emotionen verbunden ist. Motivation und Relevanz sind hier bedeutsame Schlagworte, denn für den Lernerfolg sind individuelle Präferenzen entscheidend. Evolutionär gesehen hat das Gehirn zwei Aufgaben, nämlich die Überlebenssicherung und die Bewegungssteuerung. So unterscheidet es beispielsweise beim Laufen nicht zwischen sportlicher Betätigung und der Flucht bei Gefahr. Wir optimieren unsere Leistung also dann, wenn wir dem Gehirn Sicherheit vermitteln. Dabei ist jedes Gehirn jedoch anders, dies wissen wir spätestens aus den Bildungseinrichtungen, in denen sich jeder Lernende neues Wissen auf eine andere Art und Weise aneignet. Entsprechend muss im Training stets auf die Bedürfnisse des Einzelnen eingegangen werden. Mit einer authentischen Überzeugung und Begeisterung von dem zu vermittelnden Konzept sprechen wir darüber hinaus die Empathiefähigkeit des menschlichen Gehirns an, das sich von Begeisterung über das innere Belohnungssystem mitreißen lässt.

Das wohl wichtigste Charakteristikum unseres Denkorgans ist seine sogenannte Neuroplastizität beziehungsweise seine nutzungsabhängige Plastizität: Das Gehirn passt seine Struktur und seine Funktionen stets seiner Nutzung an, im Positiven wie im Negativen. Es kommt nicht fertig zur Welt, es ist quasi geboren, um sich zu verändern. Stellen wir uns das Gehirn wie ein Wegenetz vor, bei dem am Anfang (also im Kleinkindalter) bereits viele Wege angelegt sind, die desto breiter werden, je häufiger sie genutzt werden. Dort fließt der Verkehr schnell. Kaum genutzte Wege verkümmern, Renovierungsarbeiten sind später nur mühsam zu bewerkstelligen. Wir müssen uns entsprechend bewusst machen, dass die heutigen Entwicklungen einer zunehmenden Technologisierung des Alltags einige Pfade unseres Gehirns verkümmern lässt. Es ist wissenschaftlich erwiesen, dass beispielsweise der Hippocampus schrumpft, der Bereich im Gehirn, der für den räumlichen Orientierungssinn verantwortlich ist. Das geht schmerzlos vonstatten und die Konsequenzen merken wir erst, wenn es schon fast zu spät ist, die Entwicklung umzukehren. Irgendwann äußert sich der Abbau in Rücken- oder Gelenkschmerzen, für die wir mangelnde Bewegung und sich versteifende Muskeln verantwortlich machen. Doch das ist nur die halbe Wahrheit!

Dass tatsächlich das Gehirn eine tragende Rolle in dieser Entwicklung spielt, machen sich Neuroathletiktrainer in der Bekämpfung der Schmerzursachen zunutze, die mehr ist als eine reine Behandlung von Symptomen. Das ultimative Ziel des Trainings soll sein, die Schutzreflexe des Gehirns auszuschalten, ohne dass es reale Gefahren dadurch ignoriert. Es gilt, durch einen optimierten Bewegungsablauf Automatismen zu entwickeln, um das Gehirn weiter zu entlasten und dadurch das volle Potenzial des Athleten abzurufen.

Bewegung und Leistung

Menschliche Bewegungen lassen sich hinsichtlich einer Vielzahl von Aspekten analysieren. So zum einen im Hinblick auf die beteiligten Gliedmaßen, Muskeln, Bänder und Sehnen, zum anderen in Bezug auf den Stoffwechsel, Herz-Kreislauf-Prozesse, zugrundeliegende emotionale und motivationale Vorgänge, deren Zustandekommen und ihre dynamische Entwicklung. Ein weiterer Aspekt ist die Leistung und deren Beeinflussung über das Training.

Der Teilbereich der Sportphysiologie beschäftigt sich mit den physikalischen und biochemischen Zusammenhängen, die diese Leistung erst ermöglichen. Dazu gehören die Verstoffwechselung und Bereitstellung von Energie, die Leistungsfähigkeit und -diagnostik per se, die erbrachte statische wie dynamische Arbeit, das Training und das motorische Lernen sowie Themen der Ermüdung, Erholung und Koordination. Als weiterer Teilbereich der (Sport-) Physiologie schenkt die Motorik der Fähigkeit zur Bewegung über die Skelettmuskulatur durch die Steuerungsleistung des zentralen Nervensystems den Fokus ihrer Aufmerksamkeit. Ihre zentrale Erkenntnis liegt darin, dass motorische Aufgaben unter Führung des Großhirns auf Basis von Bewegungsprogrammen erfolgen, die wiederum im Kleinhirn gespeichert sind, das wesentlich die Stütz- und Zielmotorik koordiniert. Reflexe werden wiederum über das spinale Motoriksystem des Rückenmarks gesteuert. Nicht zu verachten ist im Bewegungsprozess abseits der Reflexe jedoch der Faktor Wahrnehmung auf emotionaler und kognitiver Ebene, die zumeist der sensomotorischen Bewegungshandlung vorgeschaltet ist.

Neben der Physiologie stellt die Biomechanik als interdisziplinäre Wissenschaft aus Physik und Biologie einen dominanten Bereich der Sport- und Trainingswissenschaft dar. Sie beschreibt, untersucht und beurteilt den Bewegungsapparat sowie die von ihm erzeugten Bewegungen. Sie zeichnet sich durch eine stark positivistisch-naturwissenschaftliche Herangehensweise an den menschlichen Körper aus: Alles ist quantifizierbar, der Organismus unterliegt biologischen Gesetzmäßigkeiten und lässt sich mit den Grundlagen der Mechanik beschreiben und verstehen. So ihre Annahme. Entsprechend könnten Bewegungsabläufe mechanisch erklärt, Techniken analysiert, Normwerte und Gesetze aufgestellt, die Effizienz von Übungen für die motorische Entwicklung analysiert und mittels ausgeklügelter Messverfahren genauestens erfasst werden.

Die rein physiologische und biomechanische Sichtweise dominierte die Sportwelt über viele Jahrzehnte und hält ihren Vorreiterstatus auch weiter hartnäckig. Der Sport hat ihr auch viele Erkenntnisse zu verdanken. Und doch greift sie zu kurz. Sie lässt die neuronale Ebene fast vollkommen außer Acht und ist stark symptomorientiert, anstatt die Ursachen beispielsweise wiederkehrender Verletzungen zu hinterfragen. Sie arbeitet am Output, indem die Muskulatur im Training gekräftigt und an der Beweglichkeit gearbeitet wird. Dem Zentrum aller Bewegungen und potenzieller Probleme - nämlich dem Gehirn - wird erst in neueren Forschungsarbeiten und Trainingsmethoden die verdiente Aufmerksamkeit geschenkt.

Hier setzt der neurozentrische Ansatz an. Er nimmt den Input näher unter die Lupe: Welche Reize beziehungsweise Signale erreichen das Hirn? Und welche bräuchte es eigentlich idealerweise, um eine Bewegung optimal auszuführen? Der Ansatz geht davon aus, dass das Hirn primär auf das Überleben fokussiert ist und so alle internen wie externen Prozesse genauestens wahrnimmt und analysiert, um entsprechend zu reagieren. Informationsaufnahme, deren Analyse sowie die letztendliche Umsetzung in eine Bewegung erfolgen also nicht unter der Prämisse der Leistung, sondern unter dem Primat der Sicherheit. Das Gehirn bedient sich dabei aller Systeme wie der Sinnesorgane, der sensorischen Empfindungen oder des Gleichgewichts. Stellt es keine Bedrohung fest, kann der normale Ablauf erfolgen. Wird jedoch eine Gefahr – ob real oder potenziell – antizipiert, weist uns unser Denkorgan darauf hin. Dazu kann es sich verschiedener Mittel und Wege bedienen, zum Beispiel durch diffuse Schmerzen, Einschränkung der Beweglichkeit, Krafteinbußen, bewegungsinduzierte oder wiederkehrende Verletzungen. Ist eine Information lückenhaft oder nicht eindeutig, drosselt unser Gehirn also bildlich gesprochen den Motor oder zieht gleich die Handbremse, um uns auf eine Gefahr aufmerksam zu machen.

Neuroathletiktraining strebt entsprechend danach, die Information so klar und eindeutig wie möglich aufzunehmen. Denn je höher die Qualität des Inputs ist, desto besser kann das Gehirn die Signale deuten und verarbeiten und im letzten Schritt den mechanischen Output präzise veranlassen. Entsprechend ist die Methode an Asymmetrien und Dysbalancen im Körper beziehungsweise an deren Beseitigung interessiert und trainiert daher gezielt die schwächere Seite, um den Körper und Geist in Einklang zu bringen. In diesem Verständnis ist auch nicht derjenige der Schnellste, der sich am schnellsten bewegt, sondern jener, der dies als Erster tut. Daran gilt es, zu arbeiten!

Das zentrale Nervensystem

Dass das menschliche Nervensystem mit seinem Netzwerk aus Milliarden von Neuronen eine komplexe Organisationseinheit ist, ist kein großes Geheimnis. Doch wie ist es aufgebaut? Was sind seine Aufgaben? Und inwiefern ist es für die Sportphysiologie von Relevanz? Antworten auf diese Fragen liefert das folgende Kapitel.

Mal ganz generell betrachtet lässt sich das Nervensystem als Kommunikations- und Steuerungsorgan begreifen, welches alle Organe innerviert. Es reguliert und passt den Organismus an die variablen Bedingungen des Körperinneren genauso wie an die der externen Umwelt an. Rein anatomisch lassen sich zwei große Untereinheiten differenzieren, nämlich das zentrale sowie das periphere Nervensystem.

Ersteres besteht aus dem Gehirn und dem Rückenmark, die durch den Schädelknochen respektive die Wirbelsäule sowie die Hirn- und Rückenmarkshäute, die sogenannten Meningen, geschützt werden. Sie dienen der motorischen Kontrolle, sorgen für das Zusammenspiel aller lebensnotwendigen Systeme (Atmung, Organfunktionen, Hormonhaushalt, Schlaf-Wach-Rhythmus), verarbeiten interne wie externe Informationen und haben kognitive sowie emotionale Funktionen.

Das periphere Nervensystem setzt sich hingegen aus zwölf noch weiter verästelten Hirnnerven sowie aus den verästelten Rückenmarksnerven, den 31 Spinalnerven, zusammen.

Weiterhin lässt sich unser Nervensystem nach seiner Funktionsweise in zwei Einheiten differenzieren, die da wären: das somatische und das vegetative oder autonome Nervensystem.

Das somatische Nervensystem besteht aus sensorischen Neuronen, die die Informationen von der Haut, den Gliedmaßen, dem Kopf und den Sinnen zum zentralen Nervensystem transportieren. Von dort aus gesendete Impulse werden von den ebenfalls zum somatischen Nervensystem gehörenden motorischen Neuronen zu den Skelettmuskeln weitergeleitet, wo letztendlich die Bewegung ausgelöst wird. Es handelt sich also um den willkürlichen Teil des Nervensystems mit einer bewussten Steuerung der Abläufe, welche hauptsächlich der Kommunikation des Organismus mit der Umwelt dient.

Das autonome Nervensystem als unwillkürlicher, automatisch ablaufender Teil des Nervensystems ist hingegen vorrangig mit dem Körperinneren befasst. Sensorische Neuronen transportieren sowohl Informationen von den Organen zum zentralen Nervensystem als auch efferente Nervenzellen von dort zur glatten Muskulatur, sprich zu den Drüsen, dem Herzen und anderen Organen.

Der Sympathikus als einer der drei Teile des vegetativen Nervensystems ist dabei verantwortlich für die Erregung und Aktivität des Organismus und beschleunigt im Zuge dessen den Herzschlag beziehungsweise bereitet den Körper auf eine potenzielle *flight-or-fight*-Reaktion, also auf eine Flucht-oder-Kampf-Reaktion, vor.

Der Parasympathikus als sein Gegenspieler sorgt für die Entspannung und Regeneration des Organismus, verlangsamt beispielsweise den Herzschlag und besinnt sich auf die *rest-and-digest*-Tätigkeit, also auf das Ausruhen und Verdauen.

Als dritte Komponente existiert das enterische Nervensystem, auch „Gehirn der Eingeweide" genannt. Es arbeitet teilweise unabhängig vom zentralen und auch vom autonomen Nervensystem im Magen-Darm-Trakt, überwacht dort chemische Veränderungen und bewirkt eine Kontraktion der glatten Muskulatur sowie die Sekretion in den Organen.

Um die Grundfunktionen des menschlichen Nervensystems zusammenzufassen, hier noch einmal eine Übersicht der drei Hauptkomponenten:

Die **sensorische Funktion** meint, dass äußere wie innere Reize von afferenten Neuronen aufgenommen und über die Hirn- und Rückenmarksnerven ins Rückenmark transportiert werden.

Die **integrative Funktion** dient der Verarbeitung dieser sensorischen Information in Form der Analyse und Speicherung. Die Reize werden im Gehirn bewusst wahrgenommen, also erkannt.

Die **motorische Funktion** löst nach der Verarbeitung des Reizes eine Reaktion der Muskeln oder der Organe aus, nachdem efferente Neuronen die Information über die Hirn- und Rückenmarksnerven vom Gehirn zum Rückenmark oder umgekehrt transportiert haben.

Aus Sicht der Sportphysiologie und auch der Neuroathletik sind ganz bestimmte Areale des menschlichen Gehirns von übergeordnetem Interesse.

Das Kleinhirn als Ort, an dem die Koordination der Muskeln und die Kontrolle des Gleichgewichts gesteuert werden.

Das Zwischenhirn mit dem Thalamus, zu dem die sensorischen Nervenimpulse geleitet werden, und dem Hypothalamus, der für konstante Bedingungen (u. a.

Hormonhaushalt, Körpertemperatur) im Körper sorgt.

Unwillkürliche Reflexe, wie zum Beispiel die Dehnung des Beins beim Sprung, können nicht willentlich beeinflusst werden, willkürliche Reaktionen wie beispielsweise das Einsetzen von Müdigkeit hingegen schon. Das macht die Sache für die Sportwissenschaft interessant. Ebenso spannend ist die Erkenntnis, dass sich bei entsprechendem Training die Muskelbildung beziehungsweise gar der Muskelaufbau an die Erfordernisse einer spezifischen Sportart anpassen lässt. Dass ein Übertraining zu vermindertem Aufbau von Muskeln oder – noch schlimmer – zum Abbau derselben und einem damit verbundenen Leistungsabfall führen kann, zeigt die herausragende Bedeutung der Regeneration als Teil des Trainingsplans.

Studien haben aufgezeigt, dass Sport sowohl ad hoc als auch dauerhaft die kognitiven Fähigkeiten verbessern kann, was exekutive Funktionen ebenso wie Lernprozesse und Gedächtnisleistungen positiv beeinflusst. Auch wird der Gleichgewichtssinn gestärkt und die Wahrnehmung durch die Sinne verbessert. Weiterhin kann Training durch eine bessere Vernetzung der Neuronen protektive Effekte auf diese haben und damit vor der Entstehung oder dem Fortschreiten neurodegenerativer Erkrankungen wie Alzheimer oder Parkinson schützen. Auf emotionaler Ebene stehen ein gesteigertes Selbstwertgefühl und die Ausschüttung von Glückshormonen. Auch baut Sport oxidativen Stress ab und sorgt für einen erholsamen Schlaf. Die exakten Mechanismen, die zu diesen erstaunlichen Wirkungen führen können, sind noch vergleichsweise unerforscht, aber es wurde zumindest nachgewiesen, dass sich das Gehirn nicht nur in solchen Hirnarealen anpasst, die direkt oder indirekt für die Motorik verantwortlich sind. Allesamt spannende Anknüpfungspunkte für die Neuroathletik, um durch ein gezieltes Training des Hirns die sportlichen Leistungen zu verbessern.

Neurobiologische Erkenntnisse

UNSER GEHIRN ALS MEISTER DER ANPASSUNG

Die Hirnforschung ist ein spannendes Feld. Und auch wenn sie schon in ihren frühen Jahren zu bedeutsamen Einsichten gelangt ist, können die neueren Erkenntnisse der letzten Jahre als wirklich bahnbrechend bezeichnet werden. Die Annahmen, das menschliche Gehirn komme fertig zur Welt, alle Nervenzellen seien bereits gebildet und wir stürben durch den einseitigen neuronalen Abbau im Laufe des Lebens quasi den Hirntod auf Raten, sind – zum Glück – mittlerweile überholt und widerlegt. Nicht einmal die durchaus rational erscheinende Prämisse, man sei mit nur einer verbliebenen Gehirnhälfte nicht lebensfähig oder zumindest schwerstbehindert, kann nicht in jedem Fall bestätigt werden. Auch die weitverbreitete Analogie des menschlichen Gehirns als Computer ist ein überaus mechanistisches Bild. Der Mensch ist kein Roboter, der nach dem Soll-Ist-Schema analysiert werden kann, es existiert kein übergeordnetes, personenunabhängiges Bewegungsideal. Genau deshalb lautet ein Credo im Neuroathletiktraining, dass der individuelle Status quo ermittelt werden muss, der so einzigartig ist wie der menschliche Fingerabdruck.

Die neuere Hirnforschung hat erkannt, dass das Gedächtnis und die Verarbeitung von Informationen im Gehirn nicht als separate Entitäten verstanden werden dürfen. Im Gegenteil sind die Bereiche zutiefst miteinander verwoben. Lernen ist die ständige Neuverknüpfung von Neuronen wie auch die Schaffung stetig neuer Anknüpfungsstellen an den Nervenzellen, um mit anderen noch intensiver zu kommunizieren. Das bedeutet im Umkehrschluss: Je mehr wir lernen, desto leichter fällt es uns. Die Verknüpfungen der Neuronen untereinander sind also beim Beherrschen mehrerer Sprachen umso feiner und das Erlernen einer weiteren Sprache wird einfacher. Noch ein Argument gegen die Annahme, unser Gehirn sei ein Computer: Es gibt keine Festplatte, die voll sein oder abstürzen kann. Es klingt beinahe absurd, aber: Je mehr drin ist, desto mehr passt rein.

Noch faszinierender erscheint die Beobachtung, dass Nervenzellen nicht nur absterben, sondern in bestimmten

Hirnregionen gar neu wachsen können. Das ist insbesondere für den Gedächtnisprozess von herausragender Bedeutung. Allein die Neuentstehung von Nervenzellen hilft uns nur bis zu einem gewissen Maße. Viel entscheidender ist die Art und Weise, wie diese neuen Neuronen in die bestehenden Strukturen des Hirns eingebunden werden. Nur wenn wir unsere „grauen Zellen" herausfordern, können wir letztendlich besser lernen. Es gibt sogar bestimmte Medikamente, die dieses neuronale Wachstum fördern. Diese werden als Antidepressiva bevorzugt bei psychischen Erkrankungen eingesetzt. Mit einer begleitenden Therapie können zielgerichtet spezifische Bereiche besser vernetzt werden, die eine aktive Teilhabe am sozialen Zusammenleben (wieder) ermöglichen, wo wiederum andere, neue Herausforderungen auf uns warten.

Klar ist auch: Kinder lernen am schnellsten. Das ist darauf zurückzuführen, dass das menschliche Gehirn die Phase der größten Plastizität in der Kindheit und Jugend hat. In diesen Jahren werden wichtige Pfade getrampelt und die Gehirnentwicklung in einigen bedeutsamen Bereichen sogar bereits vollständig abgeschlossen. Bis zum fünften Lebensjahr werden beispielsweise die Grundlagen unserer Sehfähigkeit gelegt, bis zum 13. Geburtstag die unserer Sprachfähigkeit und bis zum 25. Lebensjahr die Kompetenz zu denken, zu wollen und zu handeln. Nicht umsonst nehmen alle großen Ideologien und Missionare die Jugend ins Visier ihrer Bemühungen einer (Um-) Erziehung nach ihren Vorstellungen. Und was sich nicht nur in Sachen Erziehung immer bewusst gemacht werden sollte: Die intensive Nutzung von digitalen Medien verändert nachweislich Hirnareale (v. a. den Frontalcortex), die für Wahrnehmung, Erinnerung, Konzentration, Lernfähigkeit und in letzter Instanz auch für Empathie verantwortlich sind. Setzen diese negativen Veränderungen bereits in der Kindheit ein, hat das gleich die doppelte Konsequenz.

Auch interessant: Das menschliche Gehirn geht – wenn man es so formulieren will – in Würde kaputt. Das bedeutet, dass sich in seiner Struktur massive Veränderungen ereignen können, ohne dass der Betroffene selbst etwas bemerkt und auch nach außen hin nichts darauf schließen lässt. Patienten, die an Parkinson erkrankt sind, zeigen die ersten Symptome beispielsweise in Form von Zittern erst dann, wenn bereits 70 bis 80 Prozent – also bis zu vier Fünftel – der Neuronen zerstört sind, die für Bewegungen verantwortlich sind. Ähnliche Entwicklungen findet man bei von Demenz betroffenen Menschen. Aber: Je höher der Mensch gebildet ist, desto länger geht es ihm subjektiv betrachtet gut, obwohl der Abbau seines Gehirns unaufhaltsam voranschreitet. Der Grund liegt in der Bildung der feineren Vernetzungen der Nervenzellen, die wir aktiv beeinflussen können. Und wir wissen: Auch wenn der Bildung in der Kindheit und Jugend die primäre Bedeutung zukommt, so ist dennoch lebenslanges Lernen möglich. Wenn das nicht Mut macht, was dann?

Welche Rollen kommen nun Bewegung und Sport in diesem komplexen Geflecht zu? Dazu zunächst einmal einige Studien mit äußerst spannenden Ergebnissen: Kinder, die im Vorschulalter das Zählen mittels Fingern erlernt hatten, haben in der Schule im Durchschnitt bessere Resultate im Fach Mathematik als Kinder, die mit dieser Zählweise zuvor nie in Kontakt gekommen waren. Im Fachjargon spricht man von *embodied cognition*: Bewusstsein setzt eine physische Interaktion voraus. Wir lernen also besser, wenn wir ein konkretes Bild einer abstrakten Sache haben. Auch wenn wir später nicht mehr mit den Fingern rechnen, hilft uns die Imagination desselben beim Lösen abstrakterer Aufgaben. Interessant ist dann auch die Feststellung, dass Chinesen dieselben Rechenaufgaben schneller lösen als Europäer. Hintergrund ist der, dass ihre Zählweise anders als unsere ist. Durch verschiedene Zeichen können im Land des Lächelns mit nur einer Hand die Zahlen bis zehn abgebildet und entsprechend kann mit zwei Händen bis zwanzig gezählt werden. Differenzierte Bewegungen führen zu einem tieferen Verständnis der Dinge.

In dieses Erklärungsschema fügt sich die Beobachtung nahtlos ein, dass beim Lesen von Begriffen wie *gehen*, *greifen* oder *küssen* jeweils diejenigen Hirnareale aktiviert werden, die für die jeweilige motorische Umsetzung zuständig sind – also Füße, Hände und Lippen. Der

Mensch kann besser über Dinge nachdenken, die er zuvor bereits physisch wahrgenommen hat. Im Umkehrschluss ist das reine Lernen am Bildschirm deutlich weniger effektiv, denn wir machen die immer selben Bewegungen des Wischens und Scrollens. Wenn man beispielsweise einem Kind im Alter von elf Monaten einen Film zeigt, in dem Autos durch Wände fahren und fliegen können und wenn man ihm anschließend ein Spielzeugauto gibt, so wird es diese Hypothesen in der realen Welt testen und erst dann lernen, dass herkömmliche Autos genauso den Gesetzen der Physik unterliegen wie alles andere. Noch zumindest.

Während Stress (beispielsweise durch übermäßigen Fernsehkonsum) Nervenzellen abtötet, bildet Bewegung – übrigens just an diesen Stellen – neue Neuronen und Neuronen-Verknüpfungen. Unser Gehirn wird durch Bewegung also gesünder! Aber auch hier gilt: Wenn etwas weh tut, dann geht etwas kaputt. Wer gesund sterben will, für den genügen zwei- bis dreimal pro Woche 30 Minuten Bewegung, die so anstrengend sein sollten, dass man ins Schwitzen kommt, ohne dabei die Freude daran zu verlieren.

Wie lernt man also am besten? Indem man es tut! Die Neuroathletik würde wohl ergänzen: Indem man es *richtig* tut! Neuronales Training soll fehlerhafte Bewegungspläne im Hirn korrigieren und dadurch die Bewegung als Output optimieren. Um solche blinden Flecke aufzuspüren und in letzter Instanz zu neutralisieren, nimmt sie stets eine ausführliche Anamnese der bisherigen Verletzungshistorie eines Athleten vor, da sich aus dieser häufig Rückschlüsse auf möglicherweise fehlerhafte Gehirnaktivitätsstrukturen ziehen lassen. Traten die Verletzungen beispielsweise hauptsächlich oder ausschließlich auf ein und derselben Seite des Körpers beziehungsweise infolge ähnlicher Bewegungsabläufe (z. B. Blick ging nach rechts, die Bewegung nach links) auf, so liegt ein Fehler im Bewegungsprogramm nahe. Ein Schiefstand des Beckens lässt sich so nicht nur auf physiologischer Ebene erklären, sondern beispielsweise auch durch asymmetrisches Sehen: Erhält das Gehirn von einem Auge mehr Informationen, weil das andere Auge, in welcher Form auch immer, geschwächt ist, kompensiert unser Denkorgan die fehlende Information durch einen Schiefstand. Durch eine ausführliche individuelle Anamnese und spezifische Tests gehen Neuroathletiktrainer den tatsächlichen Ursachen von Leistungseinbußen, Verletzungen oder Ähnlichem auf die Spur und setzen dort an, wo das Zentrum allen Geschehens ist: im Hirn.

WARUM FUNKTIONIERT NEUROATHLETIKTRAINING?

Um diese Frage zu beantworten, holen wir am besten etwas weiter aus und greifen auf wissenschaftliche Lerntheorien zurück. Unter Lernen verstehen wir ganz allgemein den bewussten oder unbewussten Prozess, in dem wir uns Verhaltensweisen oder kognitive Strukturen aneignen. Es beschreibt also einen Vorgang, in dem Fähigkeiten, Kenntnisse und Fertigkeiten des Denkens, Verhaltens und Fühlens erworben werden. Die indogermanischen Wurzeln des Begriffs weisen in dieselbe Richtung, denn dort bedeutet er Spur, Furche, Bahn und meint in diesem Sinne in etwa „Spuren hinterlassen". Wir lernen ab dem ersten Tag unseres Lebens und machen beinahe täglich Fortschritte und erweitern unser Können. Wie das funktionieren kann, versucht eine Vielzahl von lerntheoretischen Ansätzen mit diversen Hypothesen und Modellen zu erklären. Im Folgenden erhalten Sie einen Überblick über die klassischen Lerntheorien aus den Hauptzweigen des Behaviorismus, Kognitivismus und Konstruktivismus sowie einiger Vorläufer, um die auch für die Neuroathletik bedeutsamen dahinter liegenden Lernprozesse zu verstehen.

In der Frühzeit der Lern- und Verhaltensforschung ging man noch von der Grundannahme aus, der Mensch

 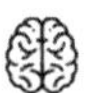

besitze ab der Geburt vollständig ausgebildete physische Strukturen für den Erwerb und die Sicherung von Wissen. Im Laufe des Lebens lerne er schließlich, diese einzusetzen, und entwickle sich dadurch weiter. Nicht zuletzt die Evolutionstheorie widerlegt diese Prämissen. Als Begründer der Psychoanalyse rückte später Sigmund Freud den Blick auf die Wirkung unbewusster Impulse auf das Verhalten des Einzelnen. Er ging davon aus, dass Entwicklung nur im Zuge der Befriedigung von Bedürfnissen – insbesondere der Sexualität – stattfände, die sich je nach Lebensabschnitt bei allen Menschen in etwa demselben Alter änderten. Doch auch seine eher unwissenschaftlichen Annahmen sind längst widerlegt.

Als Reaktion darauf entwickelte sich der **Behaviorismus**, der nicht zuletzt in methodischer Hinsicht eine diesem Ansatz diametral gegenüberstehende Position einnahm. Alles, das nicht gemessen werden könne, liege außerhalb des Fachs Psychologie. Man verstand den Menschen als Ergebnis seiner Umwelt und beobachtete, was er aufnimmt und wie er darauf reagiert. Dem Prozess zwischen dem wahrgenommenen Reiz und der darauffolgenden Reaktion, sprich die Verarbeitung im Gehirn, wurde keinerlei Beachtung geschenkt. Wie hätte man das auch messen sollen? Die **klassische Konditionierung** ist eines der bedeutsamsten Erklär-Modelle des Behaviorismus und auch bekannt als Reiz-Reaktions- beziehungsweise Stimuli-Response-Lernen.

Sein Begründer ist der russische Physiologe Iwan Pawlow, dessen Hypothese der Kopplungsmöglichkeit zweier Reize am plastischsten anhand des weithin bekannten Experiments mit Hunden („Pawlow'scher Hund") begreiflich wird. Aus der Biologie ist bekannt, dass Hunde beim Anblick bzw. durch den Geruch von Essen vermehrt Speichel produzieren. In der Terminologie Pawlows handelt es sich bei der Nahrung um einen **unbedingten Reiz** und bei der Speichelproduktion um eine **angeborene Reaktion**. Hinzu kam nun **neutraler Reiz** in Form des Läutens einer Glocke vor Ausgabe des Essens an die Hunde. Zu Beginn nahmen die Tiere diesen Reiz zwar über ihre Sinne wahr, eine Reaktion blieb jedoch aus. Nachdem das Prozedere – also die Essensausgabe nach dem Glockenläuten – mehrfach nach demselben Schema ablief, produzierten die Hunde bereits beim Geräusch des Glöckchens und damit noch vor der Ausgabe des Essens Speichel. Das Glöckchen wurde zum **bedingten Reiz** und die Speichelproduktion zur **erlernten Reaktion**.

Erstmals beim Menschen untersucht wurde das Stimuli-Response-Lernen durch den US-Psychologen J. B. Watson im Experiment mit dem kleinen Albert. Dem neun Monate alten Kind wurden verschiedene Tiere – dabei unter anderem weiße Ratten – präsentiert und seine Reaktion darauf beobachtet. Er zeigte keine Angst als Antwort auf den **neutralen Reiz**. Später zeigte man ihm die Ratte in Verbindung mit einem Knallgeräusch als **unbedingten**

Reiz, auf den Weinen als **angeborene Reaktion** folgte. Nach mehrfacher Wiederholung heulte Albert bereits beim bloßen Anblick der Ratte, ohne dass ein Geräusch folgte. Aus der Ratte als neutraler wurde ein **konditionierter Reiz** und das Weinen wurde zu einer **erlernten Reaktion**. Es ging sogar so weit, dass Albert in der Folge Angst vor weiteren ähnlichen, pelzigen Gegenständen zeigte.

Klingt das nach der Arbeit von Wissenschaftlern, die in ihrem Elfenbeinturm sitzen und mit der Realität nicht viel gemein haben? Mitnichten, wie dieses Alltagsbeispiel zeigt: Stellen Sie sich lebhaft und bildlich vor, Sie würden in eine Zitrone beißen. Hätte man Sie bei dieser Imagination gefilmt, wäre darauf mit ziemlicher Sicherheit zumindest angedeutet ein Verziehen Ihres Gesichts zu erkennen gewesen. Denn wir haben in unserem Leben gelernt, dass der Verzehr einer Zitrone als eigentlich **unbedingter Reiz** zur **angeborenen Reaktion** des Gesichtsverziehens führt und die gelbe Frucht so über die Jahre zu einem **konditionierten Reiz** und die Grimasse zu einer **erlernten Reaktion** wurde.

Eine große Schwachstelle hat das Erklärungsmodell der klassischen Konditionierung jedoch: Es kann die Entstehung neuer Verhaltensweisen beziehungsweise Änderungen des Verhaltens als solches nicht schlüssig erklären. Hierauf versuchte der Behaviorismus mit dem Modell der **operanten Konditionierung** zu reagieren. Darunter versteht man das Lernen durch Belohnung beziehungsweise Bestrafung. Reiz-Reaktions-Muster bildeten sich zunächst aus spontanem Verhalten, so die Grundannahme. Die Häufigkeit des Verhaltens verändere sich nachhaltig durch anschließende positive oder negative Konsequenzen im Sinne eines selektiven Lernprozesses.

Recht anschaulich lässt sich das Erklärungsmodell mithilfe eines Experiments von Frederik Skinner nachvollziehbar machen. Der US-amerikanische Psychologe sperrte zwei Ratten in je eine nach ihm benannte „Skinner-Box", in der sich ein Fressnapf sowie ein Hebel befanden. In einem Käfig erhielt das Tier beim Betätigen des Hebels Futter, im anderen einen Stromschlag. Nachdem beide Versuchstiere sich anfangs noch eher zufällig am Hebel austobten, konnte man beobachten, dass die eine Ratte immer öfter den Hebel betätigte, um Futter zu erhalten, wohingegen die andere Ratte eine Berührung des Hebels tunlichst vermied, um einen Stromschlag aus dem Weg zu gehen. Die zu Beginn noch **spontane Handlung** wurde zu **Lernen durch Erfolg** beziehungsweise **Lernen durch Verstärkung** auf der einen und zu **bedingter Hemmung** auf der anderen Seite. Doch auch die operante Konditionierung stellt den Lernprozess sehr stark reduziert und vereinfacht dar, eine Berücksichtigung der Reizverarbeitung fand noch immer nicht statt.

Entsprechend formierte sich eine Gegenentwicklung zum Behaviorismus, die den Fokus auf die individuelle

Verarbeitung von Informationen, also auf die Denkprozesse beim Lernen, legte: der **Kognitivismus**. Seine zentrale Annahme bestand darin, dass das Lernen wesentlich durch einen Prozess zwischen Reiz und Reaktion bestimmt würde, was den mentalen und innerpsychischen Vorgängen eine enorme Aufwertung und dem Lernenden eine höhere Aufmerksamkeit und eine aktivere Rolle zuwies. Im Zuge dessen eröffneten sich rechnerische und konnektionistische Perspektiven über das menschliche Hirn, was eine Parallele zum Konstruktivismus bildete. Darüber hinaus gelang es recht schlüssig, sozialempathisches beziehungsweise imitierendes Verhalten über die sogenannten Spiegelneuronen zu erklären. Mit dem Behaviorismus gemein hatte man allerdings den stark assoziativ angenommenen Entwicklungsprozess, der die Realität nicht umfassend abzubilden vermochte.

Veranschaulichen wir uns die kognitivistische Denkweise, indem wir die **sozial-kognitive Lerntheorie** – auch bekannt als **Modelllernen** oder **Lernen am Modell** – näher betrachten. Bekanntheit über die wissenschaftlichen Kreise hinaus erlangte dabei das Rocky-Experiment des kanadischen Psychologen Albert Bandura. Er zeigte darin das Erlernen von aggressivem Verhalten am Modell. Kinder wurden Filmaufnahmen vorgeführt, in denen ein Erwachsener mit verbalen Beleidigungen sowie verschiedenen Formen physischer Gewalt (u. a. Schläge, Tritte, Würfe, Waffen) gegen eine Puppe vorging. Anschließend stellte man den Kleinen selbst eine solche Puppe zur Verfügung und beobachtete deren Verhalten. Sie imitierten das Vorgehen des Erwachsenen in erstaunlicher Genauigkeit und verwendeten dieselben Taktiken, Werkzeuge und sprachlichen Ausdrücke, wie zuvor im Video gesehen.

Auf Basis dessen spezifizierte der Kognitivismus zwei Phasen und vier Prozesse des Lernens, nämlich:

Die **Aneignungsphase**, in welcher die lernende Person ihre **Aufmerksamkeit** abhängig von ihren individuellen Eigenschaften (Erfahrungen, Fertigkeiten, Erregungsniveau) sowie denen des Modells (Sympathie, Erfolg) auf das Beobachtungsobjekt lenkt und die relevante Information symbolisch und sensorisch im **Gedächtnis** codiert, um sie nachzuahmen.

Die **Ausführungsphase** mit ihren **motorischen Reduktions-** sowie **Verstärkungs-** und **Motivationsprozessen**, sofern sich der Lernende einen Vorteil von seinem Verhalten verspricht. Das bedeutet, dass eine Erinnerung und Nachahmung der beobachteten Verhaltensweisen abhängig von den individuellen Fähigkeiten solange erfolgt, bis sie nach eigenem Ermessen und dem der Umwelt erfolgreich gelingt. Dabei kann dieses Verhalten extern oder direkt durch sich selbst verstärkt werden, wenn eine Belohnung oder Bestrafung folgt.

In Anknüpfung an diese kognitivistischen wie auch behavioristischen Annahmen bedient sich der **Instruktionalismus** einiger erklärender Elemente der vorig beschriebenen Modelle. Er begreift das Lernen jedoch als Konsequenz der Aufforderung der lernenden Person, etwas zu tun, und skizziert Lernen damit als passive Aufnahme der Wissensvermittlung, welche sich durch Übung vertiefe. Entsprechend lautete die pädagogische Devise: vormachen > erklären > nachmachen > üben. Ein einfacher und kontrollierbarer Prozess, der aber kaum Vorwissen, Stärken und Erfahrungen auf der individuellen Ebene berücksichtigt.

Aus der kognitivistischen Denke stammend rückte der Schweizer Psychologe Jean Piaget den Erwerb von Wissen in den Fokus, dachte den Ansatz jedoch entscheidend weiter und gilt damit als einer der Väter des **Konstruktivismus**. Er ging nämlich davon aus, dass sich das lernende Subjekt seine je eigene Welt auf Basis der Probleme konstruiere, die sich in dessen Kindheit stellten. Jedem Individuum seien zwei Tendenzen angeboren, die von allen in etwa demselben Lebensalter durchlaufen würden:

Die **Adaption** im Sinne einer Anpassung des Menschen an seine Umgebung, entweder durch eine Assimilierung der Letzteren an die eigenen Bedürfnisse oder durch eine Akkommodation des eigenen Verhaltens an die Umwelt.

Die **Organisation** im Sinne der Einordnung des eigenen Verhaltens in kohärente Systeme.

Damit war der Konstruktivismus geboren, der Ansatz,

der das Lernen als Prozess bis heute am schlüssigsten zu erklären vermag, indem er alle Ebenen gleichberechtigt einbezieht und damit ein belastbares und aussagekräftiges Erklärungsmodell liefert. Die zentrale Prämisse lautet, dass Lernen aktiven Konstruktionsprozessen unterworfen sei. Ein jeder erschaffe sich also eine individuelle Abbildung der Welt, die damit keine objektive Wahrheit sei, sondern eine subjektive Realität auf Basis von Sinneseindrücken, die wiederum selbst abhängig seien von der individuellen Prägung. Diese Konstruktionsprozesse würden also durch soziale, kognitive, neuronale und Wahrnehmungsprozesse beeinflusst. Wissen könne demnach nicht einfach übertragen werden, sondern würde vom Lernenden stets individuell neu konstruiert und sei entsprechend am effektivsten, wenn er den Lernprozess selbst steuern kann.

Der **Sozialkonstruktivismus** nach Lew Wygotski knüpft dabei an die Tendenzen eines Piagets an, verschiebt den Fokus der Beobachtung und Erklärung jedoch auf den Einfluss der gesellschaftlichen und kulturellen Aspekte der Entwicklung. Der sowjetische Psychologe fügt dem Modell also noch eine entscheidende Komponente hinzu: Die Konstruktion der individuellen Realität erfolge stets auf den gesellschaftlichen Voraussetzungen, den kulturellen Verhaltens- und Organisationsformen. Ein kleiner, aber feiner Unterschied!

Das mag nun alles schön und gut klingen, aber was

hat das alles mit dem Neuroathletiktraining zu tun? Schließlich lautet die Überschrift dieses Kapitels ja „Wie kann Neuroathletiktraining überhaupt funktionieren?" Die Antwort ist so simpel wie komplex:

Indem sich von Anfang an bewusst gemacht wird, dass Leistung als Output nicht allein durch den Input gesteuert werden kann, sondern eine entscheidende Instanz zwischengeschaltet ist: das menschliche Nervensystem.

Indem verstanden wird, dass Lernen nicht die bloße Entwicklung bereits angelegter und vorgefertigter Strukturen ist, sondern stetigen neuronalen Anpassungs-, Veränderungs- und Neuverknüpfungsprozessen unterliegt, die sich durch Wiederholung und Praxis verfestigen.

Indem sich bewusst gemacht wird, dass sich der Athlet seine subjektive Welt auf Basis der kulturellen und gesellschaftlichen Gegebenheiten konstruiert.

Indem den individuellen Fertigkeiten und Erfahrungen Beachtung geschenkt und darauf aufbauend ein Plan entwickelt wird, der alle Ebenen anspricht.

Indem der Athlet als aktiv Handelnder in den Fokus gerückt und auf seine individuellen Bedürfnisse eingegangen wird.

Indem endlich ein Paradigmenwechsel geschieht: Weg von einer monokausalen Sichtweise hin zu einem Training, das möglichst viele Sinne und Ebenen zur gleichen Zeit fordert und fördert. Damit sind wir wirklich im 21. Jahrhundert angekommen.

Das neurozentrische Training

Im Zentrum des Neuroathletiktrainings stehen nun drei miteinander verwobene Systeme, die es vor Beginn des Trainings zu testen und zu analysieren gilt, um sie mittels gezielter Übungen zu verbessern. Die Rede ist vom visuellen, vestibulären und propriozeptiven System, also alle mit dem Sehvermögen, dem Gleichgewicht und der Körperwahrnehmung verbundenen Informationen, die von den Sinnesorganen zur Weiterverarbeitung an das zentrale Nervensystem weitergeleitet werden.

Diese Systeme lassen sich in der Bildsprache gut mit Satelliten vergleichen, die unentwegt Signale an das Schaltzentrum, also an das menschliche Hirn, senden. Funktioniert nun einer oder gar mehrere dieser Satelliten

 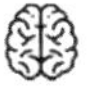

nicht gut, ist die Signalqualität schlecht und das Gehirn erhält nur ungenügenden Input beim Versuch, eine Karte beziehungsweise eben eine Bewegung zu konstruieren. Es entstehen blinde Flecken. Das schwächt letztendlich unbewusst die Muskelkraft oder das Hirn sucht nach Ausweichmechanismen und Antagonisten kompensieren den Ausfall. Neuroathletiktraining setzt sich zum Ziel, die Satelliten zu optimieren, also die Wahrnehmung der inneren und äußeren Welt zu verbessern und durch klare und eindeutige Informationen das Sicherheitsbedürfnis des Hirns zu stillen. Die Muskeln werden dem folgen.

Eine der zentralen Erkenntnisse der Neuroathletik ist, dass Leistungsminderung und Verletzungen nur symptomatisch sind, die Ursache dafür aber tiefer liegt. Es handelt sich bei solchen biomechanischen Defiziten um eine Schutzreaktion des zentralen Nervensystems bei ungenügenden einkommenden Informationen. Nehmen wir als Beispiel das Sprunggelenk: Ist es nicht vollständig neuronal kontrolliert, stellt es im Gehirn einen blinden Fleck dar. Unser Denk- und Lenkungsorgan bemüht sich also um einen Ausgleich durch die herumliegenden Muskeln. Das steigert die Beanspruchung des Fußgelenks und das Verletzungspotenzial um ein Vielfaches, wenn man sich zusätzlich vor Augen führt, dass die Füße das Zwei- bis Dreifache unseres Körpergewichts zu tragen haben. Reines Krafttraining ist und bleibt aussichtslos.

Für das menschliche Gehirn gilt das Primat der Sicherheit. Rund 90 Prozent der Anweisungen, die vom zentralen Nervensystem an die Skelettmuskulatur gehen, dienen der Stabilisierung einer Bewegung. Entsprechend sind nur zehn Prozent der Signale für die eigentliche Zielbewegung relevant. Erreicht eine Information aus der internen oder externen Umwelt das Gehirn verspätet, falsch oder verzerrt, perzipiert es eine Gefahr und ergreift Schutzmaßnahmen. Diese können in Form von Schmerzen zutage treten, was wiederum zu einer Leistungsminderung führt: Die Kraft, die Bewegungsweite und die Reaktionsgeschwindigkeit können darunter leiden.

Da die reflexive Stabilität also von immenser Bedeutung für unser Hirn und damit auch für unsere Leistungsfähigkeit ist, ist das Training der diese steuernden neuronalen Komponenten ein wesentliches Ziel des Neuroathletiktrainings. Wie ein solches Trainingsdesign aussehen kann, dazu gleich mehr. Doch zuvor wollen wir noch einen Blick auf drei weitere wichtige Aspekte des neurozentrischen Trainings werfen, nämlich auf die Imaginationsfähigkeit, auf die Bedeutung der Peripherie sowie auf das In- und Output-System.

IMAGINATIONSFÄHIGKEIT ALS ZENTRALES ELEMENT

If you can dream it, you can do it. Das ist nicht nur das Mantra von Walt Disney, es sollte auch das eines jeden ambitionierten Sportlers sein. Vor dem Erfolg steht immer erst die Vorstellungskraft. Aber das ist nicht nur so daher gesagt. Dahinter steckt ein weiteres Phänomen des menschlichen Gehirns, nämlich seine Fähigkeit, Bewegungsabläufe zu imaginieren, ja, auf mentaler Ebene zu trainieren und allein damit die tatsächliche Leistung im Sinne des physischen Outputs zu verbessern.

Imaginationen sind ein gern und häufig genutztes Mittel der Psychologie und sie finden in Bereichen der kognitiven Verhaltenstherapie, der Hypnose, der Logotherapie oder der Meditation Anwendung. Sie dienen dort einerseits der Information, um über reflexive Fragen die Botschaft des Unbewussten zutage zu befördern. Andererseits dienen Imaginationsübungen der gezielten Therapie, können so doch Auswege aus Angstsituationen oder Szenarien der Zuneigung imaginiert werden, die dem Patienten eine subjektive Verbesserung seiner Gemütslage in Aussicht stellen. Mentales Training im Sinne der sich durch stetige Wiederholung verfestigenden Vorstellung des idealen Ausgangs eines Ereignisses dient also der eigenen Entwicklung auf ganz unterschiedlichen Ebenen, sei es die Steigerung des Selbstbewusstseins, der Reduktion von Angst, dem Ausbau der emotionalen Kompetenz, der Verbesserung der Wahrnehmungsfähigkeit, der Leistungsoptimierung etc.

Das menschliche Gehirn merkt keinerlei Unterschied zwischen einer Vorstellung und einer tatsächlichen Gegebenheit. Während sich also das Bewusstsein bereits voll auf den gewünschten Zielzustand konzentrieren kann, agiert das Unbewusste nicht nur logisch-rational, sondern gibt auch bildhaft-emotional die Richtung vor. Ein Phänomen, das sich auch die Sportpsychologie zunutze macht, denn im Sport kann jede Kleinigkeit den Unterschied zwischen einem Mitläufer und einem wahren Sieger machen. Argumente zur Erzeugung emotional starker Bilder beziehungsweise regelmäßiger Imaginationsübungen braucht es da wahrscheinlich kaum, schaden können sie aber auch nicht. Warum sollten Sportler also Imaginationen einsetzen?

Um das Maximum aus sich und ihrem Training herauszuholen. Imagination erlaubt, Stärken weiter auszubauen und Schwächen auszumerzen.

Um in Wettbewerben effizienter zu sein. Imagination kann dabei helfen, Ängste zu regulieren, Selbstvertrauen aufzubauen und den Fokus zu behalten.

Um schneller ein Top-Niveau zu erreichen. Imaginationen trainieren die motorischen Fähigkeiten sowie das

motorische Gedächtnis, während der Körper eine Auszeit erhält.
Um auf dem Weg dorthin motiviert zu bleiben. Imagination dient der Vorstellung der täglichen Trainingsziele wie auch des allgemein Erstrebenswerten.
Um in Topform zu bleiben, selbst wenn ein Training aktuell nicht möglich ist. Imagination kann den Regenerationsprozess nach Verletzungen unterstützen, indem Lust- und Orientierungslosigkeit angegangen und die Bewegungsabläufe durch Wiederholung in der Vorstellung nicht verlernt werden.

Besonders machtvoll ist die Praxis der Imagination, wenn dabei ein Maximum an Sinnen rekrutiert wird. Je mehr wir beim mentalen Training ansprechen, desto intensiver trainieren wir unser Gehirn. Das ist keineswegs an den Haaren herbeigezogen. Studien haben bewiesen, dass regelmäßige Imagination das „Muskelgedächtnis" und die sportartspezifischen Fähigkeiten sogar besser trainiert als tatsächliches, physisches Training!

Einigen Faktoren sollte dabei besonders Beachtung geschenkt werden:
- **Kontrollierbarkeit**: Die spezifische Bewegung sollte so genau wie nur möglich nachgebildet werden.
- **Lebendigkeit**: Es sollten so viele Sinne wie nur möglich angesprochen werden, um ein Mehr an Nervenzellen zu involvieren. Zum „Sehen" des Bewegungsablaufs sollten

sich Geräusche (z. B. der Jubel der Zuschauer), Empfindungen (z. B. der Schweiß auf der Haut) und andere gesellen.
- **Geschwindigkeit**: Die Vorstellung sollte sich in Echtzeit abspielen, um so realitätsnah wie nur möglich zu sein.
- **Fokus**: Es braucht eine positive Einstellung, ja, eine motivierende emotionale Erregung. Nervosität, Angst oder Ähnliches sind fehl am Platz.

Einige mögen dem Konzept der Imagination vielleicht mit Skepsis begegnen, aber der Erfolg gibt diesem Konzept recht. Auf Top-Niveau ist die Methode des mentalen Trainings gang und gäbe und selbst im Alltag tun wir es beinahe jeden Tag. Betrachten wir doch noch einmal das Beispiel mit der Zitrone. Lassen Sie sich ohne Erwartungen auf das folgende Gedankenexperiment ein:

Stellen Sie sich vor, wie Sie die pralle gelbe Frucht greifen und ihre unebene Schale mit den Händen befühlen, wie Sie das Obst zu Ihrer Nase führen, daran riechen und einen fein-säuerlichen Duft wahrnehmen. Nun legen Sie die Zitrone auf ein Brett und halbieren sie mit einem scharfen Obstmesser. Etwas Saft spritzt dabei aus der Frucht und der Saft läuft über Ihre Hand und verteilt sich auf der Arbeitsfläche. Sie nutzen erneut Ihren Geruchssinn, doch dieses Mal riecht sie noch intensiver und saurer als zuvor. Das macht Ihnen Lust und Sie beißen herzhaft hinein.

Na, erwischen Sie sich dabei, wie Ihnen buchstäblich das Wasser im Mund zusammenläuft und Sie Ihr Gesicht leicht verzogen haben? Es ist tatsächlich so, dass Ihr Gehirn rein durch die Kraft der Imagination den Speichelfluss erhöht hat und Gesichtsmuskeln kontrahieren ließ. Faszinierend, nicht wahr? Übertragen wir das Ganze nun auf den Sport und führen uns die etwa einminütige Sprachaufnahme eines Profibasketballers zu Gemüte, die dieser just mit dem Zweck des mentalen Trainings mit seinem Handy aufgenommen hat, um den Bewegungsablauf in Gedanken immer und immer wieder ablaufen zu lassen und ihn so zu verinnerlichen und zu optimieren:

Ich stehe an der Freiwurflinie bereit. Ich atme tief ein. Ich bin entspannt. Der Ball wird mir zugespielt und ich höre ihn auf dem Boden aufspringen. Ich dribble ihn dreimal. Ich platziere meinen Finger auf der Naht. In meinem Kopf stelle ich mir ein Rauschen vor. Ich habe den Freiwurf versenkt. Ich fokussiere den hintersten Teil des Rings. Meine Beine machen sich bereit. Meine Ellbogen bringe ich in Position. Der Ball verlässt meine Hände mit einem perfekten Back Spin. Ich höre nur noch ein Zischen, dann den frenetischen Jubel der Zuschauer. Meine Mitspieler klatschen mich ab.

Was der Athlet hier gemacht hat, ging über die bloße Imagination des perfekten Bewegungsablaufs hinaus. Er involviert ein Maximum an Sinnen und Emotionen, um den optimalen Fokus auf das Ziel zu bekommen. Das ist sicherlich schon ein Training für Fortgeschrittene.

Hier ein paar Tipps, wie der Startschuss für ein solches Mentaltraining aussehen kann:

Übung macht den Meister

Auch bei Imagination handelt es sich um eine Fähigkeit, die trainiert werden kann, ja, muss.

Qualität geht über Quantität

Es gilt, einfach anzufangen und sich erst allmählich zu steigern. Wichtig ist höchste Konzentration und maximale Kontrolle in allen Schritten.

Szenerie definieren

Am besten ist eine so detailgetreue Vorstellung wie nur möglich. Dazu kann die Gestaltung des Spielfelds, des Stadions etc. genauso zählen wie die Trikotfarbe des potenziellen Gegners.

Imagination greifbar machen

Ein reales Bild der Szenerie, prominent und jederzeit sichtbar platziert, kann das Training zusätzlich unterstützen.

regelmäßiges Training

Von nichts kommt nichts. Bis zu fünf Wiederholungen am Tag sind möglich sowie zusätzlich vor beziehungsweise

 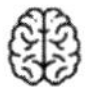

gegebenenfalls auch nach dem Wettbewerb.

Imagination will die positiven Wirkungen der menschlichen Vorstellungskraft nutzen, damit der Athlet, ja, der Mensch per se, zum bewussten Schöpfer seines eigenen Lebens wird. Diese Vorstellungskraft zu trainieren, ist ein wesentliches Element auf dem Weg dorthin. Darüber hinaus muss es jedoch auch darum gehen, die imaginierten Szenarien praktisch umzusetzen. Gemeinsam können Vorstellung und Umsetzung die Chance, die angestrebten Ziele auch tatsächlich zu erreichen, signifikant erhöhen. Wenn das nicht einmal Aussichten sind!

PERIPHERIE: WAHRNEHMEN UND VERBESSERN

Neben der Imagination ist die periphere Wahrnehmung ein Schlüsselaspekt in Sachen sportlicher Leistungsfähigkeit und wird auch im Neuroathletiktraining entsprechend gewürdigt. Unsere Bewegungshandlungen wie auch das Bewegungslernen werden maßgeblich durch unsere Sinnes- und Wahrnehmungsleistungen beeinflusst. Ohne sie könnten wir uns weder im Raum orientieren noch situationsspezifisch adäquate Entscheidungen darüber treffen, wie wir uns zu bewegen haben und was wir dadurch erreichen würden.

Das periphere Sehen – also all das, was wir in unserer Umgebung wahrnehmen, ohne es direkt mit den Augen zu fokussieren – macht sage und schreibe 95 % der gesamten visuellen Information aus, die das menschliche Hirn als Input erhält. Und damit hat es alles andere als einen unwesentlichen Einfluss auf die verschiedensten Bereiche unseres Denkorgans, von der Bewegungskontrolle über die Emotionen bis hin zu höherem Denken. Mit einem Blick in gerader Richtung erfasst das Auge ein Sichtfeld von etwa 190 Grad, drehen wir den Kopf, können wir circa 270 Grad und damit annähernd dreiviertel unserer Umgebung wahrnehmen. In letzter Konsequenz ist der Mensch dank der peripheren Wahrnehmung also in der

Lage, ohne Körperdrehung rundum zu sehen.

Im Sport im Speziellen dient die visuelle Wahrnehmung zur Orientierung, zur Kontrolle der eigenen Bewegung, zur Bewegungsbeurteilung und zur Antizipation und Erfassung von Fremdbewegungen. Eine besonders wichtige Rolle kommt dem peripheren Sehen dort zu, wo grobmotorische Bewegungen und weitere Akteure das Geschehen bestimmen. Kein Teamsport würde gelingen, sähen wir immer nur das, was unser Auge gerade fokussiert, und müssten wir zur Erfassung der Umgebung stetig den Kopf wenden. Wir verlören die Laufrichtung und das aktuell Spielrelevante im wahrsten Sinne des Wortes aus den Augen. Die periphere Wahrnehmung ermöglicht also eine simultane Beobachtung verschiedenster zeitgleich ablaufender Aktionen und Objekte.

Die immense Bedeutung des peripheren Sehens wird noch klarer, wenn es infolge eines totalen peripheren Gesichtsfeldausfalls nicht mehr existent ist. Selbst bei einer Erhaltung der zentralen Sehschärfe von 100 Prozent wäre für den Athleten dann mit hoher Wahrscheinlichkeit nur noch die Ausübung von Blindensportarten im Bereich des Möglichen. Auch wenn die Bewegungsabläufe bereits automatisiert sind, führen erhebliche Beeinträchtigungen der peripheren Wahrnehmung zu koordinativen Problemen und damit zu Schwierigkeiten bei der technischen Bewegungsausführung.

Zwei große Faktoren machen in diesem Zusammenhang die Bedeutung eines neurozentrischen Trainings deutlich: Zum einen leiden rund 20 Prozent der Spitzensportler an einer Fehlsichtigkeit, wobei 40 Prozent davon bei der Ausübung ihres Sports auf eine Sehhilfe verzichten. Zum anderen wird unser Sichtfeld massiv eingeschränkt, wenn unser Gehirn eine Gefahr wahrnimmt, um den Fokus zu erhöhen. Ein Tunnelblick dieser Art kann nicht erwünscht sein, wo der Überblick gewahrt bleiben und die nächste Aktion antizipiert werden muss. Entsprechend muss es das Ziel sein, die Schulung der Wahrnehmung und der Sensorik in die Trainingspraxis zu integrieren. Der Athlet soll länger prozess- und handlungsorientiert statt hauptsächlich zielorientiert bleiben, um die Qualität der Bewegungsausführung zu verbessern und eine maximale Wahrnehmung seiner Umgebung zu ermöglichen.

INPUT- UND OUTPUT-SYSTEM

Mehr oder weniger direkt sind wir bereits auf das Input-Output-Schema eingegangen. Ob seiner Zentralität für die menschliche Bewegungssteuerung und damit auch für das Neuroathletiktraining sollte eine eingehendere Erklärung nicht fehlen. Ein Trainer arbeitet stets mit dem Nervensystem seines Athleten, denn jede Bewegung produziert ja ihrerseits wieder einen Input. Ob er dies bewusst oder unbewusst tut, sei einmal dahingestellt. In der klassischen Betrachtungsweise verharren jedoch alle Trainingskonzepte bei einer übermäßigen beziehungsweise gar ausschließlichen Fixierung des Outputs.

In der klassischen Trainingslehre wird dem kaum bis gar keine Beachtung geschenkt. Dadurch wird Folgendes geflissentlich übersehen: Nicht nur die Bewegung selbst, sondern auch ihre Präzision, Kraft, Dynamik und Koordination sind nichts anderes als das Ergebnis der Verarbeitung von Informationen im menschlichen Nervensystem. Unsere Leistung ist also stets von der Datenlage abhängig, die unserem Gehirn als Entscheidungsgrundlage zur Verfügung steht. Auch wenn genetische Veranlagung, Fleiß und Wille freilich auch bedeutsame Faktoren sind, so basieren unsere Trainingsergebnisse jedoch nicht ausschließlich darauf. Mindestens ebenso wichtig ist, wie effizient unser zentrales Nervensystem im Hintergrund arbeitet.

Neuroathletiktraining arbeitet deshalb am sensorischen Input, um die Informationsverarbeitung im Gehirn anzuregen und dadurch eine Verbesserung des motorischen Outputs zu erzielen. Die Ansatzpunkte sind also die Qualität der Informationen und die Fähigkeiten der betreffenden Hirnareale, diese zu verbessern. Und das Schöne und Spannende dabei ist, dass die Verbesserung des Outputs dank der hohen Geschwindigkeit, mit der das menschliche Nervensystem arbeitet, praktisch sofort spürbar und ersichtlich ist. Nachdem auch Schmerzen nur symptomatisch in der beschädigten Struktur auftreten, jedoch im Gehirn wahrgenommen werden, kann gerade bei chronischen Schmerzen ein neurozentrisches Training schnelle und unmittelbare Linderung verschaffen. Jahrelange Schmerzpatienten können buchstäblich in Minutenschnelle eine deutliche Veränderung spüren, sofern die entsprechenden Areale des Nervensystems durch Vibration, Reibung oder Kälte- und Wärmeanwendung neuronal stimuliert und aktiviert werden.

Woher stammt dieser Input? Zum einen gelangt unser Gehirn über die Außenwahrnehmung (**Exterozeption**) vor allem des visuellen Systems zu den Informationen, die es analysiert und weiterverarbeitet. Hinzu kommen Reize aus dem taktilen (Tastsinn), auditiven (Gehörsinn), gustatorischen (Geschmackssinn) und olfaktorischen System (Geruchssinn). Über die **Propriozeption** nehmen wir die Bewegungen und Lage des Körpers sowie einzelner Gelenke zueinander im Raum wahr. Zuletzt fließen Informationen aus einzelnen Körperabschnitten beziehungsweise aus internen Prozessen (**Interozeption**) ins Gehirn. Das geschieht in der Regel unbewusst (Wahrnehmung des Blutzuckerspiegels, des Blutsauerstoffgehalts und des Blutstickstoffgehalts, Füllzustand von Magen, Blase und Darm) und zieht die schnellste Reaktion (veränderte Atemfrequenz, Nahrungsaufnahme, Gang zur Toilette etc.) in „Gefahrensituationen" nach sich. Das vestibuläre System ist ein Teil dessen.

Neuroathletiktrainer sind sich dabei bewusst, dass Informationen aus Sensorik und Bewegung, die aus einer Körperhälfte stammen, die jeweils gegenüberliegende Hirnhälfte aktivieren. Dabei „fließen" die Reize von unten nach oben, sprich vom Rückenmark ins Hirn und dort von vorne nach hinten, also vom Parietallappen zur Integration der Information bis hin zum Frontallappen, der schließlich die Motorik veranlasst. Wird nun eine Körperhälfte im Alltag oder bei der Ausübung des Sports vermehrt beansprucht oder ist die andere Hälfte des Körpers infolge von Verletzungen oder Ähnlichem nur eingeschränkt nutzbar, so hat das auch stets Folgen für die Aktivität wie auch für die Funktionalität der gegenüberliegenden Hirnareale. Es gilt entsprechend, aktiv Ausschau nach Schiefständen, Verdrehungen und Dysbalancen in der Bewegung, sprich nach dem motorischen Output, zu halten, um

Ansatzpunkte für ein gezieltes neuronales Arbeiten an der Informationsaufnahme und -verarbeitung zu gewinnen. Dabei macht sich die Neuroathletik die neuronale Plastizität des menschlichen Gehirns zunutze, wodurch die unterschiedlichen Hirnareale anatomisch und funktionell je nach Nutzung adaptionsfähig sind.

Betrachten wir die Stabilität des Rumpfes als Beispiel: Die Informationen aus allen drei Wahrnehmungssystemen laufen im Kleinhirn zusammen und werden dort integriert, das heißt zu einem Gesamtbild interpretiert. So orientiert sich der Körper im Raum und weiß, wie er sich darin bewegt, wie er in Relation zu anderen Objekten in der Umgebung positioniert ist und welche Körperhaltung er einnimmt. Für die Reaktion in Form eines motorischen Outputs – also einer Bewegung – bedarf es einer schnellen Entscheidung, welche Flexoren und Extensoren anbeziehungsweise entspannt werden müssen, um die reflexive Stabilität der axialen Muskulatur zu gewährleisten. Trainieren wir unsere periphere Wahrnehmung, so erzielen wir rasche Verbesserungen im Bereich der Rumpfstabilität. Faszinierend, nicht wahr?

TRAININGSDESIGN

Wir wissen nun viel über das menschliche Nervensystem, über seine Informationsquellen, seine Arbeitsweise und seine Rolle in Sachen Bewegungssteuerung. Auch haben wir mittlerweile eine grundlegende Vorstellung davon, wo Neuroathletiktraining ansetzt und welche Ziele es verfolgt. Doch wie genau dürfen wir uns ein neurozentriertes Training vorstellen? Bevor im nächsten großen Kapitel auf konkrete Übungen inklusive Anleitungen für das visuelle, vestibuläre und propriozeptive System eingegangen wird, soll hier eine knappe Einführung in das neuroathletische Trainingsdesign gegeben werden.

Sensory Priming lautet dabei ein Stichwort. Grob erklärt bedeutet das, dass durch sogenannte Drills als starke positive Stimuli das zu trainierende Hirnareal aktiviert wird, um den darauffolgenden Reiz – also das eigentliche Training – besser zu integrieren. Für Außenstehende mögen die Stimuli so manches Mal irritierend, ja, vielleicht auch befremdlich wirken und der tatsächliche Nutzen erschließt sich oft nicht auf den ersten Blick. Möglicherweise haben Sie schon einmal gesehen, wie Topathleten vor dem Sprintwettbewerb an einer 9V-Batterie lecken. Nicht gerade das, was man in der Vorbereitung auf so ein Rennen erwarten würde, oder? Doch dahinter verbirgt sich nichts anderes als die Stimulation bestimmter Hirnareale, die für die Bewegungsleistung von entscheidender Bedeutung sind. Das bedeutet nicht, dass Sie nun wahllos mit der Zunge über Batterien fahren sollen. Nein, es bedarf schon eines umfangreichen Verständnisses über die neurologischen Verknüpfungen im Körper.

In erster Linie ist es wichtig, dass Sie stressfrei ins Neuroathletiktraining einsteigen. Dazu ist es empfehlenswert, mit Übungen des propriozeptiven als rangniedrigstem der drei Systeme zu beginnen. Wie das im Einzelnen aussehen kann, dazu gleich mehr. Nicht ganz unbedeutend zu wissen ist, dass Sie ihr bisheriges Training keinesfalls über den Haufen werfen müssen. Nein, Neuroathletiktraining kann Hand in Hand damit gehen. Die Übungen zum Trainieren der Augen-, Gleichgewichts- und Gelenkkontrolle lassen sich meist problemlos ins Aufwärmprogramm integrieren oder zur aktiven Pausengestaltung nutzen. Zusätzlich können sie ein- bis dreimal täglich in Eigenregie durchgeführt und dabei in den Alltag eingebaut werden.

Vom Konzept her baut Neuroathletiktraining auf dem Konzept des Assessments und Reassessments auf. Der Athlet startet also mit einer simplen Übung, um die Ausgangsbedingungen und die Ausgangsleistung zu testen. Daraufhin folgt der Drill, also die Interventionsmaßnahme zum Training der bewegungssteuernden Systeme. Abschließend wird die Einstiegsübung wiederholt und es wird gemessen, ob es zu einer Veränderung der Leistung kommt. Besonders interessant wird es, wenn bei der Ausführung des Tests oder Retests Asymmetrien oder Dysbalancen zutage treten, die dann gezielt zur Messung der Verbesserung beziehungsweise zum weitergehenden Training herangezogen werden können.

Drills können unterschiedlicher Natur sein und dabei sogar je nach Tagesform und Belastung des Nervensystems einmal positiv, einmal negativ wirken:

High Performance: Das Reassessment zeigt eine deutliche Leistungssteigerung. Das ist besonders bedeutsam zur schnellen Leistungssteigerung.
neutral bzw. leicht positiv: Der Retest liefert in etwa gleiche Ergebnisse wie zuvor.
Aufarbeitung: Bei der abschließenden Prüfung wurden schlechtere Ergebnisse erzielt, sodass intensiv weiter an diesen Schwächen gearbeitet werden sollte. Das Nervensystem perzipiert den Interventionsdrill als Gefahr.

Bevorzugt verfolgen Sie im gesamten Training das „Sandwich-Konzept". Sie steigen also mit einem Performance-Drill ein, bauen dann einen Aufarbeitungs-Drill ein und beenden das Training wiederum mit einem positiven Performance-Drill.

Wie kann nun aber ein solches Assessment aussehen? Wichtig ist zunächst einmal, dass Sie immer die gleichen Ausgangsbedingungen schaffen. Ein neutraler Stand eignet sich dafür bestens, gewährleistet er doch eine optimale Signalübertragung ins Rückenmark und von dort weiter ins Gehirn. Dazu stellen Sie die Füße parallel und hüftbreit zueinander mit den Fußspitzen nach vorn. Ihr Rücken ist aufrecht, aber locker und entspannt. Der Kopf ist minimal nach vorne geneigt, der Blick geht geradeaus. Achten Sie auf eine normale Atmung und eliminieren Sie zuvor alle potenziellen Störquellen.

Für ein Assessment eignen sich verschiedenste Übungen. Aus dem Bereich der **Beweglichkeit** können dies beispielsweise die Folgenden sein:

Ganzkörperrotation

1. Ausgehend vom neutralen Stand heben Sie Ihre Arme vor sich, bis sie in etwa Schulterhöhe erreicht haben. Die Handflächen zeigen nach innen und berühren sich.
2. Drehen Sie den Oberkörper drei- bis viermal nach rechts und wieder in die Ausgangsposition.
3. Merken Sie sich am besten den Gegenstand, auf den Sie bei maximaler Rotation gezeigt haben als Referenzpunkt für den Retest.
4. Wechseln Sie nun die Seite und wiederholen Sie die Übung in gleicher Weise.

Rumpfbeuge

1. Starten Sie im neutralen Stand.
2. Nun beugen Sie sich aus der Hüfte heraus mit dem Oberkörper nach vorn, um mit den Fingerspitzen die Zehenspitzen zu berühren.
3. Im Pretest wiederholen Sie diese Übung drei- bis viermal, um ein Gefühl für die Spannung im Körper und für die Bewegungstiefe zu bekommen.
4. Versuchen Sie, dieses Empfinden zu merken, um es im Retest mit der Ausgangssituation zu vergleichen.

Innen- oder Außenrotation der Schulter

1. Nehmen Sie den neutralen Stand ein, beugen Sie den Arm im 90-Grad-Winkel und heben Sie ihn seitlich auf Schulterhöhe an.
2. Von dort drehen Sie ihn drei- bis viermal so weit nach unten hinten, wie es Ihnen möglich ist.
3. Kehren Sie erneut in die Ausgangsposition zurück und rotieren Sie den gebeugten Arm wieder drei- bis viermal nach hinten oben, so weit, wie es Ihnen gelingt.
4. Wiederholen Sie diese Abfolge abschließend mit dem anderen Arm.
5. Merken Sie sich das Spannungsgefühl und die Rotationsweite für den Retest.

Im Bereich der **Kraft** kann beispielsweise eine **Kettlebell Press** zu belastbaren Aussagen führen:

1. Starten Sie wieder im neutralen Stand, die Kettlebell steht zwischen Ihren Füßen.
2. Greifen Sie die Kettlebell mit beiden Händen, indem Sie Ihr Gesäß nach hinten drücken und sich so nach unten beugen. Der Blick geht stets geradeaus.
3. Nun reißen Sie die Kettlebell mittels Schwungs aus der Hüfte nach oben auf Schulterhöhe.
4. Lassen Sie mit einer Hand vom Gerät ab, rotieren Sie den Kettlebell-Arm nach außen und drücken Sie ihn nach oben, sodass Sie aufrecht und mit nach oben gestrecktem Arm dastehen.
5. Mit der umgekehrten Bewegungsfolge bringen Sie die Kettlebell wieder sicher zu Boden.

Ein Assessment aus dem Bereich der **Balance** kann beispielsweise durch den **Tandemstand** erfolgen:

1. Ausgehend vom neutralen Stand setzen Sie Ihren linken vor den rechten Fuß, sodass sich Zehen und Ferse berühren.
2. Achten Sie darauf, dass sowohl Beine als auch Rücken gestreckt und zugleich entspannt bleiben.
3. Belasten Sie das hintere Bein stärker, halten Sie die Position einige Sekunden mit offenen Augen und schließen Sie diese dann für 10 bis 15 Sekunden.
4. Wechseln Sie im Anschluss die Beine und wiederho-

 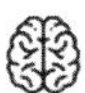

len Sie die Übung.

5. Achten Sie auf Bewegungen und Schwankungen in Ihrem Körper. Wackeln Sie stark mit Tendenz in eine bestimmte Richtung?

Denkbar wäre auch ein Test im Bereich der **Koordination**, doch die gezeigten Übungen sind mehr als ausreichend und liefern belastbare Ergebnisse zur Einschätzung Ihres Leistungsvermögens.

Neuroathletiktraining kann durchaus allein praktiziert werden. Die Leistungseinschätzung beim (Re-) Assessment ist jedoch stets subjektiv, selbst wenn Sie die Übung mit einer Kamera aufnehmen. Hier kann ein Trainingspartner hilfreich sein. Darüber hinaus ist gerade zu Beginn der Beschäftigung mit neurozentriertem Training das Einholen eines objektiven Expertenrats empfehlenswert, um herauszufinden, welche (Komplexität an) Übungen infrage kommen.

Es herrscht – man muss fast leider sagen – noch immer die Überzeugung, dass das Training schweißtreibend und anstrengend sein müsse, um tatsächliche Erfolge sehen zu können. Doch lassen Sie sich eines Besseren belehren, bevor Sie mit den Übungen beginnen. Optimale Bewegung ist *immer* entspannt und locker, selbst in den stressigsten Situationen. Das gilt es, entsprechend bereits im Training einzuüben, um diese Haltung und Leistung im Wettbewerb abrufen zu können. Neuroplastische Verbindungen haben stets auch eine emotionale und kognitive Komponente. Sehen Sie das Training deshalb stets entspannt und dennoch konzentriert, so können Sie große Dinge bewegen.

 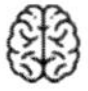

Methodenübersicht

VISUELLES SYSTEM

Möchte man eine Rangfolge beziehungsweise Hierarchie der menschlichen Wahrnehmungssysteme aufstellen, so stünde das visuelle System zweifellos an erster Stelle. Beinahe unser gesamter motorischer Output – schätzungsweise 60 bis 80 Prozent – wird auf Basis der Informationen entworfen und koordiniert, die das visuelle System dem Gehirn liefert. Unser gesamtes Nervensystem ist sogar mehr oder weniger darauf ausgelegt, es zu unterstützen. Pro Sekunde strömen etwa zehn Millionen Daten über das visuelle System ins Hirn, wo sie über 30 Areale mit der Aufnahme, Verarbeitung und Auswertung beschäftigen.

Dabei geht es mitnichten nur um das Sehen im Sinne von Scharfsehen beziehungsweise hochauflösendem Sehen in der Nähe und Ferne. Zum visuellen System zählen darüber hinaus ebenfalls das so wichtige periphere Sehen, die Augenbewegungen anhand der sie umgebenden Muskulatur, die sogenannte Tiefenwahrnehmung, also das räumliche Sehen, und die Abschätzung von Entfernungen. Möchte man das visuelle System noch weiter aufschlüsseln, so könnte man darüber hinaus das Farb-, Kontrast- und Dämmerungssehen, die Akkommodation im Sinne der Anpassung an die Lichtverhältnisse, das Bewegungssehen und die Hand-Augen-Koordination auflisten. Wichtig ist, dass Sie vor allem eines mitnehmen: Sehen geschieht nicht mit den Augen, es passiert im Gehirn.

Bevor wir mit den Übungen starten, noch zwei Hinweise: Wie schon erwähnt ist das zentrale Nervensystem wesentlich darauf ausgerichtet, das visuelle System als hierarchisch bedeutendstes System zu unterstützen. Entsprechend ist es ratsam, vor dem Training des visuellen das vestibuläre und propriozeptive System zu trainieren. Letzteres eignet sich generell am besten zum Start, um sich langsam heranzutasten und zu beobachten und zu spüren, wie das eigene Nervensystem auf neurozentrisches Training reagiert. Beim Augentraining selbst ist es für Brillenträger empfehlenswert, während der Übungen auf das Hilfsmittel zu verzichten und anstelle dessen am besten auf Kontaktlinsen zurückzugreifen oder, sofern irgendwie möglich, ohne auszukommen. Brillen bilden nämlich eine Art visuellen Käfig, der das Ausmaß der Augenbewegung reduziert und die Bereiche außerhalb der

Gläser meist unscharf werden lässt. In der Folge wird die Augenmuskulatur schwächer, wodurch sich die Augen weniger und unkoordinierter bewegen, was schlussendlich die Haltung und Bewegung negativ beeinflusst. Kann aufgrund zu starker Einschränkungen der Sehschärfe nicht auf die Sehhilfe verzichtet werden, können dennoch alle Übungen auch mit Brille absolviert werden.

Bevor Sie mit einem Interventionsdrill explizit an Ihren neurologischen Verschaltungen im Hirn arbeiten, sollten Sie wie erklärt mit einem Assessment Ihres visuellen Systems starten. Für das visuelle System und vor allem für das periphere System besonders geeignet sind Übungen aus den Bereichen Balance und Koordination. Aber auch eine simple Übung wie diese hier ist vollkommen ausreichend, um den Status quo zu evaluieren:

1. Stehen Sie im neutralen Stand und fixieren Sie mit Ihren Augen einen Punkt im Raum. Dieser befindet sich am besten auf Augenhöhe und Ihr Blick geht geradeaus. Sie können sich auch damit behelfen, einen Buchstaben, ein Kreis oder Ähnliches auf einen Zettel zu malen und diesen an die Wand zu heften.

2. Wenn Sie die Hilfe einer zweiten Person haben, stellt sich diese nun hinter Sie und bewegt einen oder mehrere Finger in Ihrem peripheren Sichtfeld, also nicht in dem Raum, den Sie direkt fokussieren. Alternativ können Sie die Übung ein wenig abgewandelt auch allein absolvieren.

3. Ihr Blick bleibt ausschließlich auf das Ziel fokussiert. Sobald Sie die Finger beziehungsweise Fingerbewegung wahrnehmen, sagen Sie „Hepp".

4. Testen Sie alle Quadranten Ihres Sichtfelds, sprich die linke und rechte Seite sowie oben und unten und die Diagonalen.

5. Achten Sie auf Auffälligkeiten wie Asymmetrien, das macht eine Evaluation des Retests einfacher.

So, kommen wir endlich zur Sache. Wie trainieren Sie Ihr visuelles System mit dem Ziel, positive neuroplastische Veränderungen in Ihrem Gehirn zu erzielen? Im Folgenden finden Sie eine ganze Reihe von Übungen, die eben diesem Zweck dienlich sind. Neben dem genauen Vorgehen wird erklärt, welcher Teilbereich der visuellen Wahrnehmung mit der spezifischen Übung in den Fokus gerückt wird. Probieren Sie aus, welche für Sie persönlich gut umsetzbar sind und welche bei Ihnen die gewünschte Wirkung erzielen, um an Ihren Schwächen zu arbeiten und Ihre Stärken weiter auszubauen. Vergessen Sie nicht, vor und nach jedem Drill ein Assessment mit einer Übung Ihrer Wahl zu machen.

Drill Nr. 1:

1. Bei dieser Übung trainieren Sie das Fixieren und Identifizieren von beweglichen Objekten sowie die Augenmuskulatur durch Augenbewegungen in alle Richtungen.

2. Sie benötigen einen sogenannten Marsden Ball. Dabei handelt es sich um einen Lederball mit aufgedruckten Buchstaben, der an einer Schnur befestigt ist und optional im Raum aufgehängt werden kann. So ein Ball ist jedoch auch schnell selbst gemacht: Am besten nehmen Sie dafür einen Tennisball, auf den Sie mit einem dunklen Filzstift Buchstaben (einheitliche Größe pro Ball, gerne aber mehrere Bälle mit differierenden Größen) auftragen, die klar leserlich sein sollten. Abschließend muss nur noch eine Schnur angebracht werden.

3. Sie können die Übung entweder allein oder mit einem Trainingspartner ausführen. Im ersten Fall binden Sie den Ball auf Augenhöhe fest oder lassen ihn mit Ihrer Hand von oben herab vor Ihnen baumeln, ein Partner würde Ihnen Zweiteres abnehmen. Der Ball ist etwa eine Armlänge von Ihrem Gesicht entfernt.

4. Vergessen Sie nicht das Assessment.

5. Fixieren Sie einen beliebigen Buchstaben auf dem Ball und versuchen diesem dauerhaft zu folgen, auch wenn er in Bewegung ist. Sollten Sie diesen aus Ihren Augen verlieren, so suchen Sie sich zügig einen neuen Fixpunkt.

6. Zuerst wird der Ball zweidimensional bewegt, das heißt in einer Pendelbewegung zur rechten und linken Seite, anschließend nach oben und unten und zuletzt nach hinten und vorn, sprich von Ihnen weg und zu Ihnen hin. Jede Richtung wird fünfmal am Stück wiederholt, bevor ein paar Sekunden innegehalten werden, um sodann die

Richtung zu wechseln.

7. Um den Schwierigkeitsgrad zu steigern, wird der Ball nun dreidimensional bewegt. Dazu eignen sich entweder Kreise unterschiedlicher Radien in beide Richtungen oder ein schlichtes Hin- und Herführen des Balls vor den Augen mit spontanen Richtungswechseln.

8. Wenn Sie auch das erfolgreich gemeistert haben, können Sie zur ultimativen Stufe übergehen. Dabei wird eine vierte Dimension eingeführt, sodass sich der Ball während der verschiedenen Bewegungen auf seiner Bahn zusätzlich um seine eigene Achse dreht.

9. Als Tüpfelchen auf dem i können Sie darüber hinaus auch Ihre Augen-Hand-Koordination schulen, indem Sie abwechselnd mit dem linken und rechten Zeigefinger den von Ihren Augen fixierten Buchstaben in der Bewegung berühren. So schwingt der Ball schließlich noch unkontrollierter, was wiederum den Schwierigkeitsgrad weiter steigert.

10. Eine weitere Option ist, den Ball nicht an einer Schnur aufzuhängen, sondern zu fangen, indem Sie ihn selbst in die Luft werfen oder zugeworfen bekommen.

11. Starten Sie in jedem Fall einfach, die Steigerung kann auch in einem der nächsten Trainings erfolgen.

12. Testen Sie sofort im Anschluss daran anhand des Reassessments, inwiefern der Drill Wirkung gezeigt hat.

Drill Nr. 2:

1. Mit dieser Übung trainieren Sie die periphere Wahrnehmung, um das Gefühl einer potenziellen Gefährdung abzumildern und Ihrem Gehirn Sicherheit zu vermitteln

2. Sie benötigen für die Ausführung mindestens drei Bälle, die maximal die Größe eines Tennisballs besitzen.

3. Die Übung wird allein durchgeführt, für eine Steigerung ist ein Trainingspartner ratsam. Sorgen Sie für ausreichend Platz um sich herum, in einem Radius von mindestens einem Meter sollten sich keine störenden Gegenstände befinden.

4. Denken Sie an das Assessment. Jonglieren wäre hier eine weitere Option, um nach der Intervention zu testen, ob sich Ihr Sicherheitsgefühl dabei verändert hat.

5. Fokussieren Sie mit beiden Augen gezielt einen Punkt im Raum, der sich in etwa auf Augenhöhe befindet. Sie können dazu beispielsweise auch einen Klebezettel an die Wand heften, auf den Sie einen Buchstaben oder ein anderes Symbol gezeichnet haben.

6. Während Ihr Blick stabil bleibt und sich ausschließlich auf das Ziel fokussiert, beginnen Sie mit dem Jonglieren der Bälle. Sollte die Übung durch den Verlust eines Balls kurz unterbrochen werden, so nehmen Sie diese mit derselben Konzentration wieder auf.

7. Eine zusätzliche Schwierigkeitsstufe können Sie mit einem Trainingspartner einbauen, der Ihnen mit seinen Fingern verschiedene Zahlen anzeigt, die Sie erkennen und nennen sollen. Weiter steigern lässt sich die Übung, wenn Ihr Partner die Hände dabei nicht immer an derselben Stelle behält, sondern unterschiedliche Bereiche Ihres Sichtfelds nutzt.

8. Starten Sie immer mit der leichtesten Stufe, im Verlauf Ihres Trainings können Sie sich immer noch steigern.

9. Wiederholen Sie Ihre Testübung, um zu evaluieren, ob sich durch die Intervention unmittelbare Veränderungen ergeben. Sollten Sie sich für das Jonglieren entschieden haben, achten Sie auf Änderungen der Wurfamplitude, -höhe und -abweichung zu den Seiten.

Drill Nr. 3:

1. Diese Übung wird gerne Augenliegestütze genannt und trainiert unter anderem Ihre Augenmuskulatur.

2. Sie benötigen zur Durchführung entweder nur Ihren Finger oder einen schmalen, länglichen Gegenstand. Für Letzteres empfiehlt sich ein sogenannter Sakkadestift, den Sie sich im Prinzip auch selbst herstellen können, indem Sie auf einen handelsüblichen Stift längs gut lesbar Buchstaben aufzeichnen.

3. Die Übung kann allein durchgeführt werden. Sollten Sie die Möglichkeit haben, bitten Sie jedoch einen Trainingspartner darum, Ihre Augen während der Durchführung zu beobachten. Alternativ können Sie sich auch selbst filmen.

4. Denken Sie an Ihr Assessment, das gleichzeitig auch ein wenig zur Aufwärmung dienen kann.

5. Halten Sie den Zeigefinger einer Hand beziehungsweise den Stift auf Augenhöhe etwas von Ihrem Gesicht entfernt und fokussieren Sie die Fingerspitze bzw. einen Buchstaben.

6. Nun führen Sie den Fokuspunkt auf einer waagerechten Linie in mittlerem Tempo zu Ihnen hin in Richtung Ihrer Nase. Die Augen folgen der Bewegung, sodass Sie schielen.

7. Anschließend entfernen Sie den Finger beziehungsweise den Stift wieder im selben Tempo, bis Sie in die Ausgangsposition zurückgekehrt sind. Die Augen folgen weiterhin dem Fokuspunkt.

8. Wiederholen Sie dieses Prozedere zehnmal und lassen Sie sodann das Reassessment folgen, um den Erfolg des Drills zu prüfen.

9. Sehen Sie sich auch das Video an beziehungsweise lassen Sie Ihren Trainingspartner beurteilen, ob es bei der Durchführung der Intervention zu Auffälligkeiten kam. So können beispielsweise Asymmetrien beobachtet werden, wenn eine Pupille schlechter folgt als die andere.

10. Sollten Sie derartige Abweichungen von der Norm beobachten, so führen Sie die Übung beim nächsten Mal derart durch, dass Sie das bessere Auge mit einer Augenklappe oder Ihrer freien Hand abdecken und den Fokus so voll und ganz auf das Training des schwächeren Auges legen können.

Drill Nr. 4:

1. Die folgende Übung ist auch unter der Bezeichnung Sakkadentest bekannt und simuliert in etwa die Augenbewegung beim Lesen.

2. Sie benötigen dazu zwei Sakkadestifte, die Sie mit etwas Abstand etwa auf Augenhöhe in jeweils einer Hand halten.

3. Diese Übung kann allein durchgeführt werden, ein Trainingspartner ermöglicht jedoch Abwechslung und Steigerungsformen. Außerdem kann ein objektiver Blick Ihre Augenbewegungen besser beobachten, alternativ empfiehlt sich eine Videoaufnahme.

4. Führen Sie wie gewohnt zunächst ein Assessment durch.

5. Das Prinzip lautet wie folgt: Sie fixieren mit beiden Augen zunächst den obersten Buchstaben auf einem der Sakkadestifte. Nun lassen Sie Ihren Blick zum obersten Buchstaben des anderen Stifts wandern. Von dort geht der Blick zurück auf den ersten Stift, dort aber auf den Buchstaben, der an zweiter Stelle steht.

6. Fahren Sie im Zickzackmodus fort und kehren die Reihenfolge um, sobald Sie beim letzten Buchstaben angekommen sind. Wiederholen Sie den vollständigen Durchgang dreimal.

7. Wenn Sie bereit für eine Steigerung sind, lassen Sie sich durch Ihren Trainingspartner mittels akustischem oder Bewegungssignal anweisen, wann der Blick jeweils von der einen auf die andere Seite wandern soll. Rhythmuswechsel zwischen den Signalen erhöhen die Schwierigkeit zusätzlich.

8. Achten Sie bei der Durchführung beziehungsweise bei der Analyse im Nachhinein auf die Geschwindigkeit und Gleichmäßigkeit der Augenbewegung bei der Ausführung. Wichtig ist es, dass Sie stets nur so schnell zwischen den Stiften hin und her wechseln, dass Sie die Buchstaben noch scharf erkennen können.

9. Unmittelbar nach der Beendigung der Intervention folgt das Reassessment.

Drill Nr. 5:

1. Mit dieser simplen, aber effektiven Übung trainieren Sie Ihre Tiefenwahrnehmung.

2. Zur Ausführung benötigen Sie erneut einen Sakkadestift oder einen ähnlichen schmalen, länglichen Gegenstand mit Fokuspunkten.

3. Für diese Übung benötigen Sie keinen Trainingspartner. Allerdings empfiehlt sich eine Durchführung im Freien, um einen zusätzlichen Fokuspunkt in weiterer Entfernung zu haben.

4. Denken Sie an das vorherige Assessment.

5. Halten Sie den Stift auf Augenhöhe circa zehn Zentimeter von Ihren Augen entfernt und fixieren Sie den obersten Buchstaben.

6. Halten Sie den Blick für etwa drei Sekunden, dann visieren Sie ein weiter entferntes Ziel (etwa 20 bis 30 Meter von Ihrem Standort gelegen) an, dass sich auf gerader Linie vor Ihnen befindet.

7. Halten Sie den Blick solange, bis das Bild, das über Ihre Augen in Ihrem Gehirn entsteht, scharf wird.

8. Erst dann wechseln Sie erneut auf den Nahfokus.

9. Machen Sie zehn Durchgänge, dann folgt das Reassessment.

Drill Nr. 6:

1. Mit dieser Übung arbeiten Sie an Ihrer Augen-Hand-Koordination, indem Sie Hirnareale – vor allem die Großhirnrinde – aktivieren, die für die Ausführung präziser Bewegungen zuständig sind.

2. Alles, was Sie benötigen, sind fünf (selbsthaftende) Notizzettel der kleineren Sorte, auf die Buchstaben oder Symbole aufgezeichnet werden. Heften Sie einen Zettel in etwa auf Augenhöhe an die Wand und ordnen Sie die restlichen vier in mittlerem Abstand in einem Quadrat um das Zentrum herum an.

3. Diese Interventionen können Sie ohne Trainingspartner absolvieren.

4. Denken Sie daran, zuvor beispielsweise die Beweglichkeit Ihres Schultergelenks oder die Rotationsfähigkeit Ihrer Hüfte einem Assessment zu unterziehen.

5. Der Drill besteht nun darin, Ihren Finger unter Verwendung nur eines Auges zielsicher zu einem der Punkte und anschließend zu Ihrer Nase zu führen.

6. Decken Sie dazu zunächst ein Auge mit der Hand derselben Körperseite ab. Fixieren Sie mit dem anderen Auge den Buchstaben oder das Symbol auf dem zentral positionierten Zettel.

7. Führen Sie sodann einen Finger Ihrer freien Hand erst zu Ihrer Nasenspitze und von dort zum Zettel oben links, zurück zu Ihrer Nase, im Uhrzeigersinn zum Punkt oben rechts, zu Ihrer Nase usw.

8. Wiederholen Sie die Übung zehnmal pro Auge und wechseln Sie nach jeder vollständigen Runde die Richtung im beziehungsweise gegen den Uhrzeigersinn. Wenn Sie mit einem Auge fertig sind, kommt das andere an die Reihe.

9. Wenn Ihnen das keine Probleme bereitet, können Sie das Tempo auch steigern. Achten Sie aber auf eine saubere Ausführung, bei der Ihr Auge nicht dem Finger folgt, der Finger aber dennoch gezielt den Punkt in der Peripherie trifft.

10. Führen Sie einen Retest durch, um auf Asymmetrien sowie Verbesserungen zu prüfen.

Drill Nr. 7:

1. Diese Übung trainiert die Beweglichkeit Ihrer Augenmuskulatur.

2. Sie benötigen zur Ausführung einen Sakkadestift oder einen ähnlichen alternativen Gegenstand.

3. Diese Intervention benötigt keinen zweiten Beobachter.

4. Führen Sie ein Assessment aus der Kategorie Ihrer Wahl durch.

5. Die Übung besteht nun darin, den Stift zentral vor dem Körper etwa auf Schulterhöhe kreisen zu lassen, sodass er sich von Ihren Augen entfernt und dann wieder annähert. Diese Kreise vollziehen Sie erst auf horizontaler, später auch auf vertikaler sowie auf diagonaler Ebene.

6. Halten Sie den Kopf während der gesamten Übung starr, nur die Augen folgen dem Fokuspunkt (beispielsweise einem Buchstaben auf dem Sakkadestift).

7. Bauen Sie auch Richtungswechsel beim Kreisen ein beziehungsweise variieren Sie den Radius desselben. Absolvieren Sie fünf Durchgänge pro Position.

8. Passen Sie die Geschwindigkeit in dem Maße an, wie der Fokuspunkt noch scharf bleibt.

9. Testen Sie mögliche Veränderungen anhand des Reassessments.

Drill Nr. 8:

1. Diese Intervention dient der Arbeit an der Tiefenwahrnehmung, vor allem auf kurzer Distanz.

2. Nehmen Sie dazu zwei Sakkadestifte oder Alternativen zur Hand.

3. Führen Sie die Übung allein durch.

4. Machen Sie ein Assessment. Dieser Drill kann beispielsweise unmittelbare Wirkung bei Menschen zeigen,

 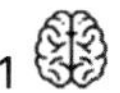

die den Abstand Ihres Buches beim Lesen stetig anpassen müssen, um die Buchstaben scharf zu sehen.

5. Halten Sie einen Stift aufrecht etwa eine halbe Armlänge entfernt auf Augenhöhe. Fokussieren Sie einen Buchstaben und lassen den Stift dann in unterschiedlichen Varianten kreisen. Dabei kann sowohl die Richtung des Kreises als auch die Ebene sowie der Radius verändert werden.

6. Der zweite Stift fungiert dabei stets als Mittelpunkt der Kreise, die Sie in die Luft zeichnen. Dieser muss jedoch nicht starr bleiben, sondern kann sich dreidimensional im Raum bewegen, wobei der kreisende Stift konsequenterweise folgt.

7. Denken Sie an das Reassessment, um die Wirkung der soeben absolvierten Übung zu evaluieren.

Drill Nr. 9:

1. Dieser Drill dient der Verbesserung Ihrer Sehschärfe.

2. Sie benötigen hierfür einen Marsden Ball beziehungsweise alternativ ein selbst angefertigtes Äquivalent.

3. Führen Sie diese Übung idealerweise gemeinsam mit einem Trainingspartner durch.

4. Mithilfe des Assessments testen Sie den Status quo.

5. Halten Sie den Buchstabenball in der Hand und diese mit lockerem Arm beinahe eine Armlänge weit vorm Körper. Bewegen Sie Ihren Arm ohne klares Ziel im Raum, wobei Ihre Augen auf einen Buchstaben fokussiert bleiben, Ihr Kopf jedoch zugleich unbeweglich bleibt.

6. Wenn Sie den Schwierigkeitsgrad steigern möchten, so werfen Sie den Ball nach oben oder von einer Hand in die andere und versuchen Sie weiterhin, einen Buchstaben zu fixieren. Bei Rotation wählen Sie einen neuen Fokuspunkt.

7. Eine zusätzliche Steigerung erhalten Sie, wenn Sie die Würfe von einer zweiten Person durchführen lassen, da sie so unvorhersehbarer sind. Die Richtung kann entweder nach oben gehen oder aber zwischen Ihnen und dem Partner hin und her.

8. Erst, wenn Sie alle Varianten sehr gut beherrschen, also der Buchstabe auch bei höherer Geschwindigkeit und stärkeren Varianten scharf gesehen wird, können Sie die Übung in dunkleren Lichtverhältnissen durchführen. So müssen Ihre Augen stärker kontrastieren.

9. Evaluieren Sie etwaige Veränderungen mittels eines Reassessments.

Drill Nr. 10:

1. Mit dieser Übung arbeiten Sie an der Verbesserung Ihrer peripheren Wahrnehmung.

2. Sie benötigen dazu einen Marsden Ball oder ein Äquivalent dazu sowie einen weiter entfernten Fokuspunkt im Raum.

3. Der Drill wird allein durchgeführt.

4. Führen Sie ein Assessment durch, um die Ausgangsbedingungen zu messen.

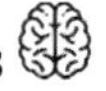

5. Bei dieser Übung wird der Buchstabenball abwechselnd von einer Hand in die andere geworfen. Der Fokus Ihrer Augen folgt jedoch weder dem Ball noch Ihren Händen, sondern verharrt auf einem Punkt im Raum. Dies kann beispielsweise der Fernseher sein, was die Schwierigkeit durch die Bewegtbilder zusätzlich steigert.

6. Führen Sie diese Übung für etwa drei Minuten durch. In dieser Zeit wechseln Sie Ihre Position am besten derart, dass der Fokuspunkt einmal leicht links und einmal leicht rechts von Ihrem Kopf ist. Auch oberhalb ist möglich, wenn Sie beispielsweise in die Knie gehen. Die Kopfposition bleibt stets nach vorne gerichtet, nur die Augen fokussieren das Ziel.

Drill Nr. 11:

1. Diese Intervention dient dem Training Ihrer Sehschärfe.

2. Sie benötigen zur bestmöglichen Durchführung eine Schirmmütze, ansonsten nichts weiter.

3. Diese Übung wird allein durchgeführt.

4. Als Assessment eignet sich beispielsweise ein Test der Sehschärfe, die Sie mithilfe eines an die Wand gehefteten DIN-A4-Blattes mit Buchstaben diverser Schriftgrößen beurteilen.

5. Achten Sie bei dieser Übung darauf, dass Ihre Zunge hinter den Schneidezähnen liegt und den Gaumen berührt. Die Atmung erfolgt durch die Nase.

6. Drücken Sie Ihren Schädel mit einer Hand sanft von

hinten nach vorne unten, sodass sich der Schirm Ihrer Mütze der Brust nähert. Halten Sie kurz die Position, dann führen Sie die Gegenbewegung durch, indem Sie den Kopf langsam zur Decke führen und mit Ihren Händen am Schädelansatz zeitgleich einen leichten Druck ausüben. Kehren Sie zur Ausgangsposition zurück und wiederholen Sie die Übung, bis Sie insgesamt zehn Durchgänge absolviert haben.

7. Bitte gehen Sie bei dieser Übung mit Bedacht vor und übertreiben Sie nicht, da hier an einer empfindlichen Stelle am Übergang von der Wirbelsäule zum Schädelknochen gearbeitet wird. Gewalt ist auch hier keine Lösung!

8. Prüfen Sie im Reassessment, ob sich durch die Intervention Veränderungen ergeben haben.

VESTIBULÄRES SYSTEM

Gehen wir in der Hierarchie ein Stück tiefer, so befassen wir uns mit dem vestibulären System, also mit dem menschlichen Gleichgewichtssystem. Im knöchernen Bereich des Innenohrs, geschützt im Schädel angesiedelt, besitzt der Mensch beidseits Strukturen, die in Zusammenwirkung mit verschiedenen Hirnarealen unser Gleichgewicht messen und regulieren. Pro Kopfseite verfügen wir über fünf Rezeptoren, nämlich den Sacculus, den Utriculus sowie den vorderen, horizontalen und hinteren Bogengang. Diese melden dem Gehirn Veränderungen hinsichtlich Lage und Haltung sowie Drehung und Fortbewegung, indem sie vor allem die Beschleunigung des Körpers und Kopfes (Geschwindigkeit und Richtung), aber auch die Schwerkraft sowie die Lage im Raum messen und diese Informationen ans Gehirn weiterleiten, das unseren Körper sowie die Bewegungen optimal im Raum ausrichtet.

Mithilfe des vestibulären Systems weiß unser zentrales Nervensystem exakt, wo oben und unten ist, wo wir uns genau im Raum befinden und welche koordinativen und stabilisierenden motorischen Leistungen erbracht werden müssen, um unsere Bewegung im Raum ideal zu steuern. Das Gleichgewichtssystem kommuniziert unmittelbar mit der Streckmuskulatur, welche für eine aufrechte

Haltung sorgt beziehungsweise diese in Beschleunigungsprozessen anpasst. In Zusammenarbeit mit dem visuellen System kann das Nervensystem unseren Körper mit entsprechend stabilen, akkuraten, präzisen und ausbalancierten Bewegungen und einem stabilen Blick in der Umwelt orientieren und uns durch sie navigieren.

Welche Leistungen das vestibuläre System in jeder Sekunde vollbringt, wird uns in der Regel erst dann bewusst, wenn wir für einen kurzen Moment das Gleichgewicht verlieren oder ein Schwindelgefühl empfinden. Das geschieht häufig dann, wenn wir uns stark drehen oder mit dem Kopf eine ruckartige Bewegung vollziehen. Doch bei einwandfreiem Funktionieren der Systeme korrigiert unser Nervensystem den motorischen Output schnell nach und wir wahren die Balance.

Vor dem eigentlichen Training des vestibulären Systems beziehungsweise vor jedem Drill gilt es wieder, den Status quo zu testen und zu beurteilen, um mit derselben Übung im Anschluss an die Intervention ihre Wirkung zu bewerten. Für das Gleichgewichtssystem eignen sich natürlicherweise Übungen aus den Bereichen Balance und Koordination.

Drill Nr. 1:

1. Mit diesem Drill trainieren Sie insbesondere die horizontalen Bogengänge auf beiden Seiten des Kopfes. Diese sind überall dort relevant, wo Sie schnelle Richtungswechsel vollziehen oder auch bei Kraftsportlern, die beim Kreuzheben ein sauberes Streckmuster erzielen möchten.

2. Sie benötigen lediglich einen Punkt im Raum, den Sie visuell fixieren können. Dazu eignet sich beispielsweise ein Notizzettel mit einem aufgemalten Buchstaben, den Sie auf Augenhöhe an die Wand heften.

3. Idealerweise holen Sie sich einen Trainingspartner dazu, der Ihre Augenbewegungen beobachten und beurteilen kann.

4. Führen Sie ein Assessment durch, um adäquat den Status quo beurteilen zu können.

5. Für die Intervention positionieren Sie sich im neutralen Stand etwa eine Armlänge vom zu fokussierenden Punkt entfernt. Richten Sie Ihren Blick auf den Punkt und bewegen Sie dabei Ihren Kopf auf einer horizontalen Linie zügig zur rechten Seite, jedoch nur so weit, dass Sie noch mit beiden Augen den Fokuspunkt scharf sehen können.

6. Halten Sie diese Position für einen kurzen Moment, dann schließen Sie die Augen und drehen Ihren Kopf wieder langsam zurück in die Ausgangsposition. Das sollte rund fünf Sekunden dauern.

7. Wiederholen Sie das Vorgehen genauso auf der anderen Seite. Bedeutsam ist, ob Sie ihren Blick stabil halten können oder ob ein Flattern der Augen auftritt.

8. Testen Sie im Reassessment, ob sich potenzielle Asymmetrien oder Dysfunktionen bessern oder ob anderweitige Veränderungen auftreten.

Drill Nr. 2:

1. Dieser Drill trainiert den vestibulookulären Reflex (VOR), ein Reflex des Hirnstamms, der die visuelle Wahrnehmung auch bei raschen Kopfbewegungen stabil hält.

2. Als Übungsmaterial benötigen Sie eine VOR Chart, die Sie entweder online finden und herunterladen oder sich selbst anfertigen können. Es handelt sich dabei um ein DIN-A4-Blatt, auf dem mittig ein Buchstabe aufgedruckt ist. Umgeben wird er von einem großen Quadrat, wobei Linien von dessen Eckpunkten sowie Seitenmitten zum Buchstaben hinführen. Dieser Chart wird auf Augenhöhe an die Wand geheftet.

3. Die Übung wird allein durchgeführt.

4. Führen Sie einen Test durch, um den aktuellen Stand zu evaluieren. Gerne kann das Assessment die Wirbelsäule beziehungsweise den Rücken allgemein mit einbeziehen, weil der Drill Schmerzen in diesen Regionen bessern kann.

5. Nehmen Sie eine stehende Position ein, in der Sie den Buchstaben scharf sehen können. Führen Sie sodann Ihre Nasenspitze im eingenommenen Abstand zur Wand von der Mitte des Quadrats entlang einer der Linien nach außen, während die Augen auf dem Buchstaben fixiert bleiben. Kehren Sie zur Ausgangsposition zurück und wiederholen dieselbe Bewegung noch insgesamt zweimal. Fahren Sie so alle Linien ab.

6. Die Ausführungsgeschwindigkeit orientiert sich an Ihrer Sehschärfe, das heißt, Sie führen die Übung nur in dem Tempo aus, in welchem Sie den Buchstaben noch klar erkennen können. Absolvieren Sie die Übung gegebenenfalls sitzend, um nicht aus der Balance zu geraten.

7. Wenn Sie sich sicher fühlen, können Sie den Schwierigkeitsgrad steigern, indem Sie die Intervention in verschiedenen Stellungen durchführen. Das kann beispielsweise ein breiter Stand sein oder Sie stellen Ihre Füße voreinander, sodass sich die Zehenspitzen des einen und die Ferse des anderen Fußes berühren. Eine weitere Steigerungsmöglichkeit wäre die Durchführung auf einem Bein stehend. Auch können Sie nun die Nase über die gesamte Länge der Linien (also zum Beispiel einmal von ganz links nach ganz rechts) laufen lassen.

8. Evaluieren Sie mittels eines Reassessments, ob sich merkliche Veränderungen ergeben. Mit diesem Drill trainieren Sie schrittweise Ihre visuellen und vestibulären Fähigkeiten.

Drill Nr. 3:

1. Bei diesem Drill handelt es sich um eine fortgeschrittene Übung für den vestibulookulären Reflex (VOR), der den Blick auch in Bewegung stabil hält.

2. Sie benötigen hierfür lediglich einen Fokuspunkt auf Augenhöhe, beispielsweise verkörpert durch einen Buchstaben auf einem an die Wand gehefteten Notizzettel.

3. Ein Trainingspartner ist für diese Übung nicht notwendig.

4. Führen Sie ein Assessment durch und nutzen Sie dieses auch zur Aufwärmung.

5. Es ist ratsam, diese Übung nur dann stehend auszuführen, wenn Sie über einen allgemein stabilen Kreislauf verfügen.

6. Richten Sie Ihren Blick auf den Fixpunkt, während Sie Ihren Kopf erst nach rechts und dann nach links drehen. Die Rotation geht so weit, dass Sie den Fokuspunkt noch scharf erkennen können.

7. Wiederholen Sie diese Bewegung, bis Sie Ihren Kopf zehnmal zu jeder Seite gedreht haben, dann machen Sie das Ganze auch auf vertikaler Ebene, indem Sie Ihren Kopf nach oben und unten bewegen, während der Blick starr auf dem Fixpunkt bleibt.

8. Steigern Sie sich durch Vor- und Zurücklaufen während der Ausführung, aber nur, wenn Sie sich bereits ausreichend sicher fühlen.

9. Machen Sie den Retest, sobald Sie wieder über einen stabilen Stand verfügen.

10. Wenn Sie ganz spezifisch an dieser Übung arbeiten möchten, empfiehlt sich eine Wiederholung des Drills fünf- bis sechsmal am Tag.

Drill Nr. 4:

1. Diese Übung trainiert Ihre Balance in den verschiedensten Formen und Varianten.

2. Sie benötigen keinerlei Equipment, sollten aber für eine sichere Umgebung sorgen, in der Sie sich nicht anstoßen können, wenn Sie doch einmal aus dem Gleichgewicht geraten sollten. Führen Sie die Übung auf herkömmlichem Boden, sprich nicht auf einem Balanceboard oder Ähnlichem, durch. Schließlich praktizieren Sie Ihren Sport in der Regel auch auf festem Untergrund.

3. Für diese Übung wird kein Trainingspartner benötigt.

4. Führen Sie wie gewohnt das Assessment durch.

5. Bei dieser Intervention geht es nun darum, den Kopf stillzuhalten und die Balance zu wahren, während Ihr Körper in Bewegung ist.

6. Das Prinzip ist sehr simpel: Sie halten eine Position für 10 bis 15 Sekunden, bevor Sie in eine andere übergehen. Sie können dabei aus einem vollen Repertoire an Möglichkeiten schöpfen, die da beispielhaft und nach aufsteigendem Schwierigkeitsgrad die Folgenden wären:

- a. ein breiterer Stand; der neutrale Stand; die Füße eng zusammen; die Füße voreinander
- b. leicht angewinkelte Knie; gerade durchgestreckte Beine
- c. Augen offen; Augen geschlossen

7. Wählen Sie eine Position, die für Sie anspruchsvoll, jedoch nicht zu fordernd ist. Wenn Sie generell unter Gleichgewichtsproblemen leiden, empfiehlt sich ein Start bei geöffneten Augen mit breitem Stand und leicht angewinkelten Knien.

8. Wenn all diese Kombinationen Sie vor keine größeren Probleme mehr stellen, können Sie ein Gummiband hinzunehmen, welches Sie an einem im Boden fest verankerten Gegenstand (beispielsweise eine Sprossenwand) befestigen. Führen Sie nun die Balanceübung durch, während Sie das Band zu Ihrer rechten oder linken Seite auf Spannung halten. Starten Sie auf Handhöhe, höher oder tiefer können Sie immer noch gehen.

9. Denken Sie an das Reassessment.

10. Bereits dreimal 7 bis 10 Minuten pro Woche genügen, um merkliche Anpassungen des Hirns in vier bis sechs Wochen zu erreichen.

Drill Nr. 5:

1. Bei diesem Drill handelt es sich um die Steigerung der unter Drill Nr. 4 beschriebenen Übungsform. Sollten Sie in der Vergangenheit einmal Verletzungen im Nacken- und/oder Augenbereich gehabt haben, wird Ihnen dieses Training unter Umständen schwerer fallen.

2. Equipment wird nicht benötigt, wichtig ist jedoch eine sichere Umgebung, falls Sie aus der Balance geraten.

3. Ein Trainingspartner ist nicht vonnöten.

4. Testen Sie die Ausgangsbedingungen im Assessment.

5. Wählen Sie eine anspruchsvolle Körperposition aus Drill Nr. 4 und halten Sie diese wieder für 10 bis 15 Sekunden. Nur dieses Mal bleibt Ihr Kopf nicht stabil, sondern führt die folgenden Bewegungen durch:

a. nach oben und unten

b. nach rechts und links

c. rechts und links leicht zur Seite kippen

6. Seien Sie sich nicht zu schade, gegebenenfalls eine Nachkorrektur vorzunehmen, falls Sie das Gleichgewicht verlieren.

7. Steigerungsmöglichkeiten ergeben sich wie oben beschrieben beispielsweise durch eine Durchführung der Übung mit geschlossenen Augen.

8. Führen Sie ein Reassessment durch.

PROPRIOZEPTIVES SYSTEM

Das Rangniedrigste, aber dennoch nicht weniger bedeutende System ist das propriozeptive System. Es ist entscheidend für eine effiziente und optimale Steuerung der Bewegung. Über dieses System nimmt unser Gehirn die körpereigene Bewegung wahr, was ihm eine Kontrolle sowie Regulation derselben ermöglicht. Es stützt sich dabei nicht auf ein bestimmtes Sinnesorgan wie die Augen oder dem Gleichgewichtsorgan im Innenohr, sondern es beschreibt die Bewegungswahrnehmung über die Informationen aus der Körperperipherie, sprich den Nervenendungen des Körpers.

Das propriozeptive System misst die Beugung, Streckung und Spannung in den Muskeln, Gelenken, Sehnen und Bändern beziehungsweise ihre Stellung zueinander und leitet dies an das Gehirn weiter, wo ein dreidimensionales Bild der eigenen Bewegung erzeugt wird. Es ist damit in etwa ähnlich weit ausgedehnt wie das taktile Wahrnehmungssystem. Informationen darüber, wo sich die Gelenke in einem Moment befinden beziehungsweise wie sich diese bewegen, sind insbesondere relevant, um eine ausbalancierte, koordinierte, präzise und effiziente Bewegung zu erzielen. Je besser das propriozeptive System ausgebildet ist, desto exakter und kraftvoller kann unser Körper arbeiten.

Für ein Assessment eignen sich Übungen aus allen Bereichen, sie können also ebenso gut Ihre Kraft wie auch Ihre Beweglichkeit, Ihre Balance oder Ihre koordinativen Fähigkeiten einem Test unterziehen, um in einem Retest zu evaluieren, welchen Erfolg das Interventionstraining eingebracht hat.

Eine sehr simple Übung ist beispielsweise ein Test der Schulterbeweglichkeit:

1. Lehnen Sie sich dazu im aufrechten Stand gegen eine Wand, um zu verhindern, dass Ihr Becken nach hinten kippen kann.
2. Halten Sie Ihren Arm zunächst locker hängend neben dem Körper, um ihn dann um bis zu 180 Grad nach oben zu heben. Der Arm soll dabei durchgehend gestreckt bleiben.
3. Sie können die Übung zu zweit oder auch allein durchführen. Wichtig ist, zu beobachten, bis zu welchem Winkel Sie Ihr Gelenk aufdrehen können. Merken Sie sich das Ergebnis für den Retest.

Und nun geht es an das Training Ihrer Wahrnehmung aus der Körperperipherie:

Drill Nr. 1:

1. Mit diesem Drill stimulieren Sie spezifische Druckrezeptoren, die die Beweglichkeit der Schulter unterstützen.

2. Sie benötigen hierzu kein Equipment, sofern Sie die Übung zu zweit absolvieren. Ansonsten ist ein Tennisball, eine Faszienrolle oder Ähnliches anzuraten.

3. Diese Intervention sollte am besten mit beziehungsweise durch einen Trainingspartner durchgeführt werden.

4. Führen Sie ein Assessment durch, das die Status quo-Rotation Ihrer Schulter testet.

5. Diese Intervention erfordert unter Umständen Kenntnisse der menschlichen Physiologie. Es gilt nämlich, den Latissimus-Muskel an seinem Ansatz, der sich knapp hinter der Achsel befindet, zu triggern.

6. Halten Sie hierfür Ihren Arm locker hängend neben dem Körper. Ihre assistierende Person übt just dort nun einen Druck mittlerer Stärke aus beziehungsweise so, dass sich ein „wohlfühlender Schmerz" ergibt. Die benachbarten Muskeln brauchen nicht ausgespart werden. Insgesamt sollte der Druck in massierenden Bewegungen 30 bis 45 Sekunden aufrechterhalten werden.

7. Wenn Sie die Übung allein durchführen, so nutzen Sie einen Tennisball oder eine Faszienrolle und massieren Sie Ihre Muskulatur seitlich, indem Sie den Tennisball beziehungsweise die Faszienrolle zwischen Körper und Wand klemmen und dort auf- und abrollen.

8. Prüfen Sie im Retest, ob sich eine Verbesserung der Schulterbeweglichkeit ergibt. Sollte dem nicht der Fall sein, können Sie die Muskulatur nochmals in der Endposition, sprich mit dem Arm nach oben, massieren oder die

Massage beim nächsten Mal zeitlich ausweiten.

9. Sollten Sie zwischendurch zusätzlich Ihre Tiefenwahrnehmung testen wollen, so lassen Sie Ihren Arm von Ihrem Trainingspartner in eine bestimmte Position führen, während Sie die Augen geschlossen halten. Kehren Sie zur Ausgangsposition zurück und versuchen Sie, Ihren Arm selbst in diese Position mit möglichst ähnlichem Winkel zu bringen.

Drill Nr. 2:

1. Mit dieser Intervention fordern Sie Ihr propriozeptives System heraus.

2. Sie benötigen dazu eine Stange oder alternativ einen Besenstiel.

3. Die Übung wird allein durchgeführt.

4. Machen Sie ein Assessment, beispielsweise aus dem Bereich der Balance.

5. Halten Sie nun die Stange mit angewinkelten Armen vor Ihrer Brust. Laufen Sie in dieser Haltung zunächst einige Schritte vorwärts, indem Sie einen Fuß direkt vor den anderen setzen. In der umgekehrten Reihenfolge gehen Sie dann rückwärts zurück in die Ausgangsposition.

6. Eine Steigerung erreichen Sie, wenn Sie die Stange weiter vom Körper weg oder mit ausgestreckten Armen über Ihrem Kopf halten. Noch weiter steigt der Schwierigkeitsgrad, wenn Sie die Stange simultan zum voranschreitenden Fuß in dieselbe Richtung kippen lassen, wenn Sie also

Ihren rechten Fuß vorsetzen, kippt die Stange circa im 45-Grad-Winkel nach rechts.

7. Prüfen Sie im Reassessment, ob die Intervention Veränderungen bewirkt hat.

Drill Nr. 3:

1. Diese Intervention dient der Verbesserung des vestibulären und propriozeptiven Systems beinahe gleichermaßen.

2. Sie benötigen hierfür eine Stange oder alternativ den Stiel eines Besens oder Ähnliches.

3. Die Übung wird ohne Trainingspartner durchgeführt.

4. Testen Sie den Status quo im Assessment.

5. Machen Sie zunächst einen Ausfallschritt nach vorne, wobei Ihre Beine durchgestreckt bleiben. Das Gewicht liegt auf dem vorderen Fuß.

6. Ziehen Sie die Stange etwa auf Höhe des Bauchnabels an den Körper heran. Bringen Sie Ihr hinteres Bein in die Waagerechte, während Ihr Oberkörper nach vorne kippt. Halten Sie diese Position für ein bis zwei Sekunden, es sollen jeweils nur kurze Impulse sein.

7. Nach 30 bis 45 Sekunden wechseln Sie die Seite und wiederholen die identische Übung mit dem anderen Bein.

8. Führen Sie ein Reassessment durch, um die Wirkung des Drills zu bemessen.

 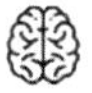

Drill Nr. 4:

1. Mit diesem Drill schulen Sie neben Ihrem propriozeptiven System auch die Beweglichkeit in Ihrer Hüfte.

2. Nehmen Sie für diese Übung eine Stange, einen Besenstiel oder ein anderes Äquivalent zu Händen.

3. Die Intervention wird allein durchgeführt.

4. Prüfen Sie Ihre Ausgangssituation mittels eines Assessments.

5. Starten Sie im neutralen Stand. Setzen Sie sodann Ihren linken Fuß von hinten leicht versetzt hinter den rechten, während Sie Stange und Oberkörper nach rechts kippen lassen. Ihre linke Hüfte geht dabei nach links.

6. Kehren Sie zur Ausgangsposition zurück und wiederholen Sie die Übung mit der anderen Körperseite. Insgesamt sollten Sie jede Seite insgesamt zehnmal fordern.

7. Wenn Sie eine Steigerung wünschen, halten Sie die Stange höher, entweder auf Brusthöhe oder gar über dem Kopf.

Drill Nr. 5:

1. Diese Übung kombiniert Elemente des Trainings des vestibulären und propriozeptiven Systems.

2. Für die Ausführung benötigen Sie eine Stange oder einen Besenstiel.

3. Die Übung wird im Alleingang absolviert.

4. Führen Sie ein Assessment durch, um im Nachhinein etwaige Änderungen beurteilen zu können.

5. Machen Sie zunächst einen Ausfallschritt nach vorn, sodass Ihr Gewicht auf dem vorderen Fuß liegt, während Ihr hinterer Fuß auf den Zehenspitzen steht.

6. Halten Sie die Stange knapp unterhalb der Hüfte etwas von Ihrem Körper weg. Die Arme sind dabei gestreckt. Bleiben Sie in dieser Position und lassen Sie die Stange dann etwa im 45-Grad-Winkel nach links und rechts kippen. Ihr Blick und Ihr Kopf folgen.

7. Wechseln Sie die Seite und wiederholen Sie die Übung pro Seite so oft, bis Sie auf jeder Seite zehn Durchgänge gezählt haben.

8. Sollten Sie einen höheren Schwierigkeitsgrad wünschen, so halten Sie Ihr hinteres Bein bei der Ausführung nach hinten gestreckt.

9. Testen Sie auf Veränderungen im Reassessment.

TRAINING MIT ATEMÜBUNGEN

Natürlich können Sie alle beschriebenen Übungen neben dem Training auch in Ihrem Alltag trainieren. Nein, Sie sollten das sogar! Wir erinnern uns: Neuroathletisches Training ergänzt das herkömmliche Training perfekt und kann in Ihr Aufwärmprogramm integriert werden. Zusätzlich sollten Sie die Drills ein- bis dreimal täglich in Eigenregie in Ihren privaten Räumen praktizieren. Am Arbeitsplatz haben Sie aber vielleicht nicht immer die Zeit und den Raum, die Übungen mit der notwendigen Präzision durchzuführen und dabei auch eventuell benötigtes Equipment mitzuführen sowie einzusetzen. Auf neurozentrisches Training müssen Sie deshalb aber noch lange nicht verzichten! Mit einigen kleinen Lockerungsübungen wie diesen hier unterstützen Sie Ihre Entwicklung optimal und können sich im eigentlichen Training voll und ganz auf die Optimierung Ihrer Leistung konzentrieren.

Unsere Hände nutzen wir andauernd. Kaum eine Tätigkeit kommt ohne sie aus. Selbst am Schreibtisch sind Sie ständig beansprucht, beispielsweise beim Tippen auf der Tastatur oder beim Bedienen der Maus. Gönnen Sie Ihren Händen daher gelegentlich eine Pause, indem Sie nacheinander jeden einzelnen Finger und schließlich auch die Handgelenke in beide Richtungen kreisen lassen. Das lockert die Gelenke und Sie werden merken, dass Sie damit Ihrer Feinmotorik und Ihrem Spürsinn viel Gutes tun.

Auch Ihre Augen freuen sich über etwas Entspannung im und vom Alltag. Nutzen Sie kleine Arbeitspausen, um Ihre Augen in alle Richtungen kreisen zu lassen und damit Ihre Augenmuskulatur zu entlasten. Gönnen Sie sich nach langen Sitzungen vorm Bildschirm auch einmal eine kleine Auszeit, indem Sie Ihre Augen schließen und Ihre Hand vor diese halten, um durch die Dunkelheit für einen Moment ihr Nervensystem zu entlasten.

Gerade langes Sitzen beansprucht die Rücken- und Nackenmuskulatur stark. Wenn Sie ein bisschen was für Ihre Haltungskontrolle und Stabilität sowie Ihr Gleichgewicht tun wollen, so vollziehen Sie mit Ihrem Kopf gelegentlich bewusst einige Male Ja- und Nein-Bewegungen, also ein Nicken und ein Schütteln des Kopfes.

Nicht nur, aber gerade für Sportler ist die richtige Atemtechnik von immenser Bedeutung, denn Sauerstoff ist neben der Nahrung die Hauptenergiequelle unseres Gehirns. Zumeist ist Atmung ein unbewusster Vorgang, den wir 20.000 bis 25.000 Mal täglich vollziehen. Doch Fehler in der Durchführung können zu schwerwiegenden Langzeitfolgen führen. Aus diesem Grund ist es ratsam, die verschiedenen an der Atmung beteiligten Muskelgruppen bewusst zu trainieren. Bauchatmung mag solange in Ordnung sein, wie Sie in Ruhe sind. In Bewegung benötigen Sie hingegen Ihr gesamtes Lungenvolumen.

Drei Faktoren sind in Sachen Atmungskompetenz und Atmungstraining von Bedeutung:

Atemgewohnheiten: Wie setzen Sie Mund und Nase beim Ein- und Ausatmen ein?

Biomechanik: Welche Muskelgruppen beanspruchen Sie bei der Atmung?

Biochemie: Wie gehen Sie mit Sauerstoffmangel um?

Sie können Ihre Atmung mit ganz einfachen Mitteln im Alltag trainieren oder aber auch in Ihr Training integrieren. Hier finden Sie eine kleine Auswahl an Übungen, um Ihre Atmungskompetenz zu verbessern. Zuvor sollten Sie diese jedoch noch einem kleinen Test unterziehen, auch um Ihr Bewusstsein für die Atmung zu schulen:

1. Atmen Sie zunächst einige Minuten ruhig und ungezwungen ein und aus.

2. Dann nehmen Sie einen langsamen und tiefen Atemzug durch die Nase und stoppen die Zeit, in der Luft einströmt. Halten Sie den Atem für drei Sekunden an, dann atmen Sie so lange wie möglich durch den Mund aus und stoppen hier erneut die Zeit.

3. Betrug die Zeit beim Ein- und/oder Ausatmen weniger als fünf Sekunden, ist das ein Indiz dafür, dass Sie an Ihrer Atmungskompetenz arbeiten sollten.

4. Achten Sie auch im Alltag einmal ganz bewusst auf Ihre Gewohnheiten. Verspüren Sie eine starke Spannung

beim tiefen Atmen? Atmen Sie etwa ständig durch den Mund?
Nun aber zu den Übungen, um Ihr Gehirn mit ausreichend Sauerstoff zu versorgen.

Übung Nr. 1:

1. Diese Übung nennt sich Trittleiteratmung. Sie trainieren dabei, sich ausschließlich auf die Atmung auf einer Seite des Körpers zu fokussieren.
2. Stehen Sie aufrecht im neutralen Stand. Beginnen Sie damit, Ihre rechte Hand auf den Unterbauch zu legen und tief durch die Nase ein- und durch den Mund wieder auszuatmen. Die Augen können Sie zur Entspannung gerne schließen. Nehmen Sie einige Atemzüge und spüren Sie die Bewegung Ihres Bauches.
3. Positionieren Sie nun Ihre linke Hand auf den rechten Teil des Bauches und die rechte Hand auf dieselbe Höhe am Rücken. Atmen Sie ruhig und tief ein und aus und spüren Sie die dreidimensionale Ausdehnung und Kontraktion Ihres Bauches.
4. Wiederholen Sie Schritt zwei, legen Sie dieses Mal jedoch Ihre rechte Hand auf den rechten Rippenbogen und atmen gleichmäßig ein und aus.
5. Nun positionieren Sie parallel zu Schritt drei Ihre linke Hand vorne und die rechte hinten am Körper, dieses Mal jedoch auf Höhe der Rippen.
6. Analog zu Schritt zwei und vier legen Sie wieder nur

die rechte Hand auf die Vorderseite Ihres Oberkörpers, genauer gesagt auf die Brust, und atmen tief ein und aus.

7. Wie in Schritt vier und sechs wird die linke Hand wieder vorne und die rechte Hand hinten aufgelegt, dieses Mal wiederum auf Höhe der Brust. Sollten Sie mit der rechten Hand nicht auf diese Höhe am Rücken kommen, so lehnen Sie sich einfach gegen eine Wand und spüren Sie die Bewegung beim tiefen Ein- und Ausatmen.

8. Nun kombinieren Sie die Varianten: Atmen Sie ein und aus und tasten Sie dabei alle drei Bereiche ab. Atmen Sie im Dreierschritt ein und führen Sie dabei Ihre Hände vom unteren über den mittleren zum oberen Bereich Ihres Oberkörpers und kehren Sie die Richtung beim Ausatmen um.

9. Zur Steigerung können Sie Ihren Oberkörper leicht nach links beugen. Falls vorhanden, können Sie mit der rechten Hand zusätzlich eine Stange oberhalb Ihres Kopfes greifen.

10. Wiederholen Sie alle Durchgänge auch für die linke Körperhälfte.

11. Runden Sie Ihr Training gerne mit einem entspannten Spaziergang ab.

Übung Nr. 2:

1. Diese Übung nennt sich Strohhalmatmen und dient der besseren Kontrolle Ihrer Atmung.

2. Atmen Sie zwei Sekunden durch die Nase ein und etwa

vier Sekunden durch den zu einem kleinen, Strohhalm ähnelnden Loch geformten Mund wieder aus. Darauf folgt eine natürliche Atempause von zwei bis drei Sekunden.

3. Wiederholen Sie das Ganze insgesamt 30 Mal, am besten zweimal täglich.

4. Erzwingen Sie jedoch nichts, am Ende sollen Sie sich entspannt und beruhigt statt gestresst fühlen.

5. Steigerungsmöglichkeiten wären einerseits eine längere Ausatmung von sechs bis acht Sekunden oder die Durchführung dieser Atemübung beim Gehen beziehungsweise später sogar bei sportlicher Betätigung wie Sit-ups, Liegestütze, Squats oder Ähnlichem.

Übung Nr. 3:

1. Bei dieser Übung legen Sie den Fokus auf die Oberbrustatmung, sodass Ihre Schultern beim Einatmen nicht mehr mitgehen (müssen). So vermeiden Sie zugleich Probleme in Kopf und Nacken.

2. Setzen Sie sich aufrecht auf einen Stuhl mit Armlehnen oder legen Sie alternativ Ihre Arme auf einem Tisch oder auf den Oberschenkeln ab.

3. Drücken Sie die Ellbogen nach unten, während Sie durch die Nase ein- und durch den zu einem kleinen Loch geformten Mund wieder ausatmen.

4. Wiederholen Sie die Übung nur zwei- bis dreimal, dafür aber alle zehn Minuten. Üben Sie dabei Stück für Stück weniger Druck auf die Armlehnen aus.

Leistungssteigerung

BRAINFOOD: DU BIST, WAS DU ISST

Sie haben nun eine ganze Reihe an Übungen an die Hand bekommen, um Ihr neurozentrisches Training in Angriff zu nehmen, für neue Verschaltungen in Ihrem Hirn zu sorgen und letztendlich Ihre Leistung zu steigern. Doch es gibt abseits der Bewegungskompetenz noch einige weitere Stellschrauben, an denen Sie drehen können, um noch mehr aus sich selbst herauszuholen. Einer dieser Aspekte ist die Nahrung, die Sie Ihrem Körper zuführen. Erfahren Sie hier, wie Sie Ihre Gehirngesundheit mit ganz einfachen Mitteln fördern und unterstützen können.

Das menschliche Gehirn ist in besonderem Maße auf Wasser, Nähr- und Mineralstoffe sowie auf Vitamine und Spurenelemente angewiesen. Das hat zweierlei Gründe: Zum einen liegt das an der hohen Stoffwechselrate unseres Denkorgans, das mit 20 Prozent des Gesamtbedarfs unseres Organismus selbst in Ruhe einen hohen Energiebedarf aufweist. Zum anderen bestehen unsere Neuronen aus einem sensiblen Material, das anfällig für Oxidation ist, weshalb das Gehirn Nachschub von Baustoffen zur Neubildung benötigt.

Ein Mangel daran hält die Energieleistung unseres Gehirns unter ihren Möglichkeiten. Zudem kann eine Unterversorgung die Psyche beeinträchtigen (Angstzustände, Nervosität, Aggressivität), die geistige Leistungsfähigkeit mindern (Gedächtnisprobleme, Konzentrationsschwäche) und unser vegetatives Nervensystem negativ beeinflussen (Schwindelgefühle, gestörter Schlaf-Wach-Rhythmus, gestörte Gefäß- und Kreislaufregulierung).

Essen per se bringt nicht zwangsläufig eine effektive Verbesserung mit sich. Doch wenn Sie auf einige wichtige Inhaltsstoffe achten, können Sie die Gesundheit Ihres Gehirns fördern. Brainfood im Sinne der Stoffe, die unser Gehirn für seine Funktion in jedem Fall benötigt und die ihm regelmäßig und in ausreichender Menge zugeführt werden sollten, steigern sicher nicht Ihren IQ. Sie können die Weisheit so vielleicht nicht mit Löffeln essen, aber dennoch die Leistungsfähigkeit Ihres Gehirns steigern und Ihr Konzentrations- und Denkvermögen positiv beeinflussen.

Eine gehirngesunde Ernährung braucht Wasser in ausreichender Menge als Basis aller ablaufender chemischer Prozesse des Nervensystems. Zudem verstoffwechselt der Organismus die aus Kohlenhydraten gewonnene Glukose zu Energie, die das Gehirn ja in erhöhtem Maße benötigt. Proteine dienen als Baustoff für Zellwände und Botenstoffe. Fette, dabei vor allem die Omega-3-Fettsäuren, dienen als Schutzschicht der Nervenbahnen und sind an der Weiterleitung von Reizen beteiligt. Als besonders wichtige Spurenelemente für ein gesundes Hirn gelten Magnesium, Zink, Eisen und Jod. In Bezug auf Vitamine und Vitalstoffe ist auf eine ausreichende Zufuhr an Ginkgo und Ginseng zu achten, die die Hormonausschüttung und damit die Gehirnaktivität positiv beeinflussen. Lecithin und Cholin sind an der Bildung von Acetylcholin beteiligt, wodurch mehr Nervenbotenstoffe produziert werden. L-Carnitin schützt die Neuronen vor freien Sauerstoffradikalen und Folsäure sowie die Vitamine B6 und B12 bilden eine schützende Myelinschicht und fördern die Bildung von Neurotransmittern zur Signalübertragung.

Wer sollte Brainfood zuführen? Jeder, der seinem Gehirn allgemein etwas Gutes tun will. Auf eine ausreichende Zufuhr der genannten Inhaltsstoffe zu achten, ist besonders für solche Menschen ratsam, die sich unausgewogen ernähren, einen erhöhten Energiebedarf (Schwangere, Kranke, Gestresste, Sportler) aufweisen oder geistige Höchstleistungen vollbringen müssen.

Als besonders wertvoll gelten neben Wasser unter anderem die folgenden Nahrungsmittel:

- **Nüsse**: Ihr hoher Gehalt an ungesättigten Fettsäuren, darunter auch Omega-3, sowie wichtige Vitamine (B, E, K) und Mineralien (Calcium, Kalium, Magnesium, Phosphor, Zink) machen sie zum idealen Snack für zwischendurch.
- **Chiasamen**: Sie enthalten verdauungsfördernde Ballaststoffe, essenzielle Spurenelemente, muskelaufbauende Eiweiße, zellschützende Antioxidantien und sie sind reich an Omega-3- und Omega-6-Fettsäuren.
- **grüne Smoothies**: Sie bilden die optimale Mischung aus hochkonzentrierten Nährstoffen mit einer natürlichen Süße, die der Bitterkeit von grünem Gemüse entgegenwirkt und sie so bekömmlicher macht.
- **Beeren**: Sie enthalten viel Vitamin C, Calcium, Carotinoide, Magnesium, Antioxidantien und gedächtnisfördernde Inhaltsstoffe.
- **MCT Öl**: Es ist reich an mittelkettigen Fettsäuren, die der Bildung von Ketonkörpern dienen, die das Hirn neben der Glukose als weitere Energiequelle nutzt. Ein bis drei Esslöffel pro Tag als Zugabe im Kaffee, Smoothie, Shake oder Salat genügen, um von seinen positiven Effekten zu profitieren.
- **fettreicher Fisch**: Er verfügt über enorme Reserven an Omega-3-Fettsäuren, die das Gehirnvolumen bewahren und sogar steigern können.

Hier noch einige Tipps und Grundprinzipien, wie Sie sich gehirngesund ernähren:

 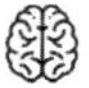

- **Trinken Sie ausreichend!**

Bei normaler Bewegungsintensität gelten 1,5 bis 2 Liter Wasser, Tee, Kaffee und gegebenenfalls Schorle als benötigte Mindestmenge, die bei stärkerer körperlicher Betätigung oder höheren Temperaturen weiter ansteigt. Unser Körper verliert täglich circa 2,4 Liter Flüssigkeit über Atmung, Schwitzen und Ausscheidung. Bereits bei einem unausgeglichenen Verlust von zwei bis drei Prozent der Menge reduziert sich die Transportgeschwindigkeit von Sauerstoff und Nährstoffen durch den Körper und durch das Gehirn, was unter anderem zu Kopfschmerzen, Konzentrationsproblemen und Müdigkeit führen kann. Gesüßte Getränke sind zum Ausgleich ungeeignet, wasserreiche Lebensmittel (Melone, Gurke, Beeren) unterstützen hingegen eine ausreichende Flüssigkeitszufuhr.

- **Bevorzugen Sie gesunde Fette!**

Von besonderer Bedeutung sind die Omega-3-Fettsäuren, die Sie in fetten Fischarten (Makrele, Lachs), hochwertigen Ölen (Raps, Lein) und Mandeln sowie in Nüssen finden. Der Körper kann diese nicht selbst bilden.

- **Nehmen Sie lieber komplexe Kohlenhydrate anstelle von Einfachzuckern!**

Süßigkeiten sorgen zwar für einen raschen, aber sehr kurzfristigen Energieschub, denn der Blutzuckerspiegel fällt ebenso schnell wieder ab, worauf Müdigkeit folgt. Unser Gehirn benötigt eine gesicherte und stetige Zufuhr von Energie, weshalb ein langsamer Abbau von Glukose aus komplexen Kohlenhydraten dienlicher ist. Sie finden diese in Vollkornprodukten, Kartoffeln und Hülsenfrüchten. Eine Banane oder eine Nuss-Trockenobst-Mischung eignet sich ideal als gesunder Snack für zwischendurch.

- **Achten Sie auf eine ausreichende Eiweißzufuhr!**

0,8 Gramm Eiweiß pro Kilogramm Körpergewicht gelten als Richtwert für die tägliche Nährstoffzufuhr. Proteine beziehungsweise Aminosäuren als ihre Grundbestandteile dienen dem Gehirn als Stützsubstanz und sind wesentlicher Bestandteil von Hormonen. Maximal zwei- bis dreimal Fleisch und Wurst pro Woche sowie fettarme Milchprodukte (Quark, Joghurt, Frischmilch) und die gerade für Veganer so wichtigen Hülsenfrüchte (Bohnen, Linsen, Erbsen) sind ideale Proteinlieferanten.

- **Schnappen Sie regelmäßig frische Luft!**

So sichern Sie eine ausreichende Sauerstoffzufuhr fürs Hirn.

- **Reduzieren Sie oder verzichten Sie auf Lebensmittel mit gesättigten Fettsäuren, übermäßigem Zucker und synthetischen Zusatzstoffen.**

Energydrinks, Fast Food und Süßigkeiten nur in Maßen oder am besten gar nicht zu sich nehmen. Letzteres gilt auch für synthetische (illegale) Substanzen wie Ritalin oder Piracetam, die unter Studenten zum Aufputschen leider weit verbreitet sind und zu schweren Abhängigkeiten und Langzeitschäden führen können.

RITUALE

Eine weitere sehr einfache, aber überaus effektive Methode, Ihre Leistung zu unterstützen, sind Rituale. Damit ist ein regelmäßiges, sich wiederholendes und immer gleichbleibendes Vorgehen nach einer festgelegten Ordnung gemeint. Wenn Sie sich in der Sportwelt umsehen, werden Sie auf eine große Vielfalt an mehr oder weniger skurrilen Ritualen stoßen. Diese reichen vom einfachen Gebet, eventuell verbunden mit einem angedeuteten Kreuz und/oder einem Blick zum Himmel, über ein Küssen des Spielfelds, ein Betreten desselben mit immer demselben Fuß, die immer selbe Musik oder dasselbe Essen im Vorfeld bis hin zu einem „Wettkampfknoten" in den Schnürsenkeln, während im Training stets eine Schleife geschnürt wird.

Rituale mögen dem einen oder anderen etwas suspekt erscheinen und mit Aberglauben in Verbindung gebracht werden. Und tatsächlich sind sie Bestandteil eines tiefen Glaubens an die Macht des Unbewussten. Auf diese Weise sind sie eine Form des mentalen Trainings, dessen Vorzüge ja bereits in einem vorherigen Kapitel eruiert wurden. Der Athlet verspricht sich dadurch Vorteile und Effekte wie mehr Selbstvertrauen und Zuversicht, eine Erhöhung von Konzentration und Fokus sowie eine Reduktion von Stress.

Ein Athlet steht immer unter dem Druck, seine Spitzenleistung auf den Punkt abrufen zu müssen. Zweifel an der eigenen Leistungsfähigkeit sind die Leistungskiller schlechthin. Mithilfe von Ritualen kann es gelingen, negative Gedanken und Zweifel im Zaum zu halten. Rituale können ähnlich wie die klassische Konditionierung gemäß dem Pawlow'schen Hund wirken. Geben Sie Ritualen eine Chance, die größten Athleten schwören darauf!

MEDITATION

Stress hat durchaus auch seine positiven Seiten, sofern es sich um eine gesunde Anspannung handelt. Die Grenze zwischen seinem förderlichen und schädlichen Potenzial ist jedoch oft fließend beziehungsweise schnell überschritten. Die mentale Belastung ist im Sport nicht selten höher als die physische. Stress vermindert dann die Fähigkeit zur Konzentration und die Bewahrung von Aufmerksamkeit. Alles beginnt im Kopf: Unsere Erwartung beeinflusst unsere Wahrnehmung, welche wiederum unser Verhalten lenkt, das letztendlich zum Ergebnis führt, welches wiederum unsere Erwartungen lenkt.

Alles spricht dafür, mehr Achtsamkeit in unseren Alltag wie auch in unser Training zu bringen. Ambitionierter (Leistungs-) Sport und Achtsamkeit sind nur scheinbare Widersprüche, denn es geht bei beidem darum, den Fokus auf den Körper zu richten und Konzentration zu trainieren. Esoterisch-spirituelle Vorurteile sind fehl am Platz: Bei einer Meditation geht es lediglich darum, Dinge so zu sehen, wie sie tatsächlich sind und den Augenblick ganz bewusst wahrzunehmen. Man nimmt quasi eine Art Beobachterposition ein und versucht dadurch, äußere Reize zu reduzieren.

Meditationspraktiken können die Struktur des Gehirns und dabei vor allem die Struktur der für die Konzentration zuständigen Areale deutlich verändern. Außerdem steigert sich während einer Meditation der Hirnstoffwechsel sowie die Durchblutung, was die Aktivität unseres Denkorgans anregt. Studien haben eine Abnahme von Strukturen, die Stress und Angst auslösen, sowie eine Verdichtung des Hippocampus und weiterer Regionen nachgewiesen, die für Lernprozesse, Selbstwahrnehmung und Empathie verantwortlich sind. Außerdem wiesen Forscher nach, dass das Gehirn durch regelmäßige Meditation langsamer altert. Speziell bei Sportlern wurden eine erhöhte Konzentrationsfähigkeit, eine bessere Regulation von Emotionen, eine Reduktion von Stress, Angst und Depressionen, eine Erreichung des Flow-Zustands sowie eine gänzliche Leistungssteigerung gemessen.

Es geht bei dieser Praxis wahrlich nicht darum, wie ein Mönch im Schneidersitz zu verharren und in aller Stille stundenlang vor sich hin zu meditieren. Kurze tägliche Einheiten sind vollkommen ausreichend, um von den positiven Effekten einer Meditation zu profitieren und so die eigene Leistung zu unterstützen. Hier noch einmal eine kurze Zusammenfassung der Ebenen, auf denen Hypnose durch einen Therapeuten beziehungsweise selbst praktizierte Meditation wirken können:

Stress: Die Ausschüttung des Stresshormons Cortisol wird vermindert, die Konzentration und Aufmerksamkeit gesteigert und eine insgesamt positivere und zielgerichtetere Denkweise gefördert.

Schlaf und Erholung: Qualität und Länge des Schlafs werden verbessert, was dem Organismus mehr Raum und Zeit zur Regeneration verschafft und Stimmungsschwankungen, Angstzuständen und Depressionen entgegenwirkt.

natürliches Doping: Erfolge können leichter visualisiert werden und Atemübungen verbessern ebenfalls die physische Leistungsfähigkeit.

Körpergefühl: Sie erhalten ein besseres Gespür für Ihren Körper und sich selbst, erkennen blinde Flecken, entwickeln Bewältigungsstrategien, erhöhen Ihr Bewusstsein für einzelne Muskeln und lernen, Gefühle besser zu kontrollieren.

räumliche Wahrnehmungsfähigkeit: Sie nehmen Ihre Bewegung viel aufmerksamer und bewusster wahr.

Meditative Übungen lassen sich ganz einfach in jeden Alltag integrieren. Hier zwei Beispiele, wie auch Sie schnell und effektiv Ihre Leistung zusätzlich steigern können:

ACEM Meditation:

1. Setzen Sie sich aufrecht auf einen Stuhl und schließen Sie die Augen.

2. Wiederholen Sie im Geist einen Meditationslaut wie beispielsweise „Ommm".

3. Nehmen Sie währenddessen aufkommende Gedanken ruhig wahr, aber verfolgen Sie diese nicht weiter.
4. Zweimal täglich 30 oder einmal 45 Minuten sind vollkommen ausreichend.

Anapana-Meditation:
1. Setzen Sie sich aufrecht auf einen Stuhl und legen Sie Ihre Hände locker auf Ihre Oberschenkel.
2. Sie können die Meditation aber auch im Schneidersitz oder liegend sowie mit offenen oder geschlossenen Augen durchführen.
3. Konzentrieren Sie sich auf Ihren Atem, wie er in Ihren Körper ein- und wieder ausströmt, aber kontrollieren Sie ihn nicht bewusst.
4. Fahren Sie so fünf bis zehn Minuten fort und kommen Sie danach langsam im Hier und Jetzt an.

Entspannung zur Leistungssteigerung kann so einfach sein, finden Sie nicht auch?

10-Wochen-Intensiv-Plan

Sie wissen jetzt eine Menge über das Neuroathletiktraining in der Theorie und bestimmt haben Sie sich auch schon ganz reell an der einen oder anderen Übung versucht. Doch eine ganz wesentliche Sache fehlt beziehungsweise steht noch aus: ein strukturierter Trainingsplan, der Ihr neu gewonnenes Wissen in die Tat umsetzt – quasi der Masterplan, um das letzte Bisschen aus sich selbst herauszuholen und zu Topform aufzulaufen.

Lassen Sie uns Ihnen noch einmal ein paar wichtige Aspekte vor Augen führen. Wir hatten gesagt, dass Neuroathletiktraining kein für sich selbst stehendes, ausschließliches Modell sein muss. Das bedeutet, dass Sie die

Übungen ohne Weiteres in Ihr reguläres Training einbauen können, ja, sogar sollen. Um ihre volle Wirkung zu entfalten und nachhaltige Veränderungen im Nervensystem zu erbringen, sollten Sie die Übungen zusätzlich in Eigenregie in Ihren Alltag integrieren – als ambitionierter Sportler beinahe eine Selbstverständlichkeit. Und sobald die ersten Erfolge spür- und sichtbar werden, werden Sie dies umso lieber tun.

Grundsätzlich ist es ratsam, in einer weniger stressigen Phase mit dem 10-Wochen-Intensiv-Plan zu beginnen, um Ihr Nervensystem nicht noch zusätzlich zu belasten. Denn am Anfang kann das Training durchaus kräftezehrend sein, und das ist nicht einmal im physischen Sinne gemeint.

Beginnen Sie am besten mit etwas theoretischer Vorarbeit und rekapitulieren Sie, welche Erfahrungen Sie in den letzten Jahren gemacht haben. Gibt es spezifische Schwächen, an denen Sie arbeiten wollen? Oder gibt es Stärken, die noch weiter ausgebaut werden können, weil Sie wissen, dass Sie noch mehr draufhaben, aber eine Kleinigkeit dies verhindert? Erkennen Sie selbst in Ihrer Verletzungshistorie ein Muster? Sind Verletzungen und/oder Schmerzen einseitig aufgetreten, war von diesen also insbesondere eine bestimmte Körperhälfte betroffen? Sind Sie nach einem ähnlichen Muster entstanden beziehungsweise aufgetreten? Scheuen Sie sich nicht, einen Experten zurate zu ziehen, Neuroathletiktrainer findet man mittlerweile besser als eine Nadel im Heuhaufen.

Denken Sie weiterhin darüber nach, an welchen weiteren Stellschrauben Sie arbeiten können, um die Arbeit Ihres Nervensystems zu unterstützen. Vielleicht ernähren Sie sich schon gut, aber es geht noch besser. Achten Sie einmal bewusst darauf, Ihrem Gehirn die Nährstoffe zuzuführen, die es für seine essenziellen Funktionen benötigt. Gönnen Sie sich bewusste Ruhepausen und nutzen Sie diese für Atemübungen und Meditationen. Denken Sie darüber nach, ob Sie eventuell unbewusst bereits ein Ritual haben oder welche Konstante Ihnen in Vorbereitung auf einen Wettbewerb guttun könnte. Nutzen Sie die Kraft von Imaginationen. Es geht im Sport nicht immer nur um körperliche Leistung, dessen sollten Sie sich ja mittlerweile bewusst geworden sein.

Versuchen Sie, bei der Auswahl Ihrer Assessmentübungen darauf zu achten, dass Sie solche hernehmen, bei denen Sie mehr oder weniger deutliche Dysfunktionen, Asymmetrien oder Ähnliches erkennen können. Holen Sie sich unbedingt einen Trainingspartner hinzu, eine objektive Beobachtung und Einschätzung ist in solchen Angelegenheiten Gold wert! Außerdem kann er/sie Ihnen bei vielen Übungen assistieren, vielleicht können Sie sich im Gegenzug mit etwas neuronaler Schulung revanchieren.

Starten Sie gemäß der umgekehrten Hierarchie stets mit Interventionen für das propriozeptive System und arbeiten Sie sich vom Allgemeineren zum Spezifischen vor. Beobachten Sie, welche Wirkung das Training auf Sie hat, und tasten Sie sich langsam über das vestibuläre zum visuellen System vor. Außerdem bilden die beiden rangniedrigeren Systeme die ideale Basis für Letzteres, sind doch alle Systeme eng miteinander verwoben und können eigentlich gar nicht isoliert voneinander betrachtet und trainiert werden. Es gibt einfach kein Schwarz und Weiß, Sie setzen nur spezifische Schwerpunkte in der grauen Zwischenzone.

Tun Sie sich selbst einen Gefallen und steigen Sie nicht gleich bei maximaler Schwierigkeit ein. Starten Sie stets mit der einfachsten Variante eines Drills. Nur, wenn diese Ihnen keinerlei Probleme bereitet beziehungsweise keine Herausforderung für Sie darstellt, können Sie den Schwierigkeitsgrad steigern. Das Letzte, was wir wollen, ist, Ihrem Gehirn durch das neuronale Training Gefahr zu vermitteln. Haben Sie Geduld und Sie werden sehen, dass Sie mithilfe dieses Intensiv-Plans in den nächsten zehn Wochen beachtliche Fortschritte erzielen, Ihrem Gehirn mehr Sicherheit vermitteln und Ihre Leistung optimieren werden. Viel Spaß dabei!

Woche 1: physische und mentale Vorarbeiten

Die erste Woche steht ganz im Zeichen der Ruhe und Entspannung. Bauen Sie täglich Atemübungen ein und versuchen Sie sich an einer Meditationspraktik. Bewusstes

Atmen sowie die richtige Atemkompetenz sind Grundvoraussetzungen für ein störungsfreies Arbeiten Ihres Nervensystems. Achten Sie auch beim Einkauf bewusst darauf, Brainfood zu kaufen und dieses nicht nur ausnahmsweise zu essen, sondern zum festen Bestandteil Ihrer Ernährung zu machen. Fertigen Sie gerne einen Speiseplan für die Woche an, so erhalten Sie einen besseren Überblick. Hören Sie in dieser Woche einmal bewusster als sonst auf Ihren Körper und spüren, welche Signale er Ihnen sendet. Vermeiden Sie übermäßige Anstrengung und Stress.

Woche 2: Assessment der eigenen Stärken und Schwächen

In der zweiten Woche soll es darum gehen, sich selbst zu analysieren oder sich gegebenenfalls unter Zurateziehung einer Zweitmeinung analysieren zu lassen. Das umfasst zum einen die theoretische Ebene, indem Sie Ihre Erfahrungen notieren und vergangene Verletzungen inklusive der beschädigten Strukturen und des Entstehungszusammenhangs einfach einmal niederschreiben und anschließend analysieren, ob Sie ein bestimmtes Muster erkennen können oder ob es sich eventuell lohnen könnte, eine Expertenmeinung einzuholen. Führen Sie gerne eigenständig einige Assessment-Übungen durch und notieren Sie Auffälligkeiten, Stärken und Schwächen. Seien Sie dabei ehrlich zu sich selbst, Sie können Ihr Gehirn nicht überlisten, dafür aber in den nächsten Wochen ganz gezielt daran arbeiten. In dieser Woche sollten die Atem- und Meditationsübungen schon ganz selbstverständlich Teil Ihres Alltags sein.

Woche 3: Arbeit am propriozeptiven System

In Woche 3 ist es an der Zeit, das neurozentrische Training aufzunehmen. Beginnen Sie dabei beim rangniedrigsten, dem propriozeptiven System. Nehmen Sie sich jeden Tag 30 bis 60 Minuten Zeit, um einige Drills für sich auszutesten. Starten Sie stets einfach, für eine Steigerung ist es auch noch etwas früh. Denken Sie immer an den Pre- und Retest, um die unmittelbaren Wirkungen zu evaluieren. Machen Sie Notizen und vergleichen Sie Tag für Tag, ob bestimmte Interventionen an verschiedenen Tagen unterschiedliche Wirkungsrichtungen gezeigt haben. Ist das der Fall, so gehen Sie noch einmal in sich und prüfen, ob an diesen Tagen bestimmte Ereignisse waren, die Ihr Nervensystem in ungewohnter Weise ge- oder überfordert haben. In einem Trainingstagebuch können Sie auch solche Aspekte festhalten. Es wird Sie weiterbringen, weil Sie so ein ganz anderes Bewusstsein für Ihren Körper und seine Reaktionen auf die Umwelt bekommen.

Woche 4: Hinzunahme des vestibulären Systems

In der vierten Woche integrieren Sie allmählich Übungen und Elemente des vestibulären Systems in Ihr Training.

Machen Sie das zu diesem Zeitpunkt noch für sich im Privaten und geben Sie Ihrem Körper noch etwas Zeit, sich an die ungewohnte Beanspruchung zu gewöhnen. In der nächsten Woche können Sie damit beginnen, die Übungen Stück für Stück in Ihr sportartspezifisches Training einzubauen. Behalten Sie einen täglichen Zeitrahmen von 30 bis 60 Minuten bei, auch wenn Sie neben dem vestibulären zusätzlich das propriozeptive System trainieren. Überanstrengen Sie sich nicht.

Woche 5: Verfestigung im allgemeinen Training

Gehen Sie diese Woche wieder stärker mit dem Bewusstsein an, Ihrem Körper und Ihrem Geist eine Auszeit zu gönnen. Fokussieren Sie Ihre Atem- und Meditationsübungen und fahren Sie die neurozentrischen Übungen in Ihrem Alltag auf ein Maximum von 30 Minuten pro Tag herunter. Beginnen Sie dafür damit, diese stärker in Ihr sportartspezifisches Training einzubauen. Wenn Sie es nicht bereits getan haben, halten Sie Rücksprache mit Ihrem Trainer. Mit Sicherheit wecken Sie damit sein Interesse für das Neuroathletiktraining. Im folgenden Kapitel finden Sie auch ein Beispiel, wie Sie Ihr herkömmliches Aufwärmprogramm mit neurozentrischen Übungen ergänzen können.

Woche 6: Schulung des vestibulären und visuellen Systems

Wo die tägliche Arbeit an Ihrem Nervensystem mittlerweile bereits so langsam in Fleisch und Blut übergeht, ist es an der Zeit, das visuelle System stärker in den Fokus zu rücken. Nehmen Sie sich für diese Interventionen wieder täglich 30 bis 60 Minuten Zeit und sorgen Sie mit Drills für das vestibuläre System für die nötige Abwechslung und für die Wahrung der Balance. Meiden Sie ansonsten übermäßige Beanspruchung, weil Sie Ihr visuelles System im Training ohnehin fordern.

Woche 7: Wiederholung

Die siebte Woche steht ganz im Zeichen der Wiederholung und Verfestigung. Sehen Sie zu, dass Sie die Schulung aller drei Systeme nun fest in Ihr Aufwärmprogramm einbauen und üben Sie spezifische Drills gerne auch zusätzlich im Alltag. Doch vergessen Sie dabei nicht die nötigen Ruhepausen, die Sie durch Atem- und Meditationsübungen finden können.

Woche 8: Intensivierung

In Woche 8 sind Sie bereit für die nächste Stufe. Wenn Sie sich danach fühlen, dann intensivieren Sie Ihr Training in Sachen Dauer und Schwierigkeitslevel. Versuchen Sie, Ihre Systeme in etwa gleichmäßig zu beanspruchen, um keines zu überlasten. Achten Sie auf die Signale Ihres

Körpers. Sollten Sie sich dabei nicht gut fühlen, so fahren Sie die Intensität wieder herunter.

Woche 9: Auszeit und Evaluation

Nach dieser anspruchsvollen Woche ist es an der Zeit, die Intensität wieder zu reduzieren und auf ein normales Maß herunterzufahren. Investieren Sie täglich maximal 30 Minuten in neuroathletisches Training, wichtiger sind die bewussten Auszeiten für Körper und Geist, um die Reserven wieder zu füllen. Rekapitulieren Sie die vergangenen Wochen. Wie ist es Ihnen ergangen? Wo haben Sie Veränderungen bemerkt? Was fällt Ihnen schon leichter, womit haben Sie noch zu kämpfen? Haben andere bereits Veränderungen Ihrer Leistung bemerkt? Wie könnten Sie Ihr Training anpassen, um den maximalen Nutzen daraus zu ziehen?

Woche 10: Anpassung und Routine

Sie sind in der letzten Woche dieses 10-Wochen-Intensiv-Plans angekommen. Mittlerweile sollten die Drills fester Bestandteil Ihres Alltags wie auch Ihres sportartspezifischen Trainings sein. Suchen Sie nach Strategien, das Neuroathletiktraining noch zu optimieren und es noch besser zu integrieren. Entwickeln Sie Routinen im Training wie auch vor Wettbewerben. Gewohnheiten geben Ihrem Gehirn die Sicherheit, die es braucht, um Top-Leistungen abrufen zu können.

Praxistipp: Aufwärmprogramm

Benötigen Sie eine kleine Inspiration, wie Sie die zahlreichen und manchmal etwas exotisch wirkenden Drills ohne Probleme in Ihr herkömmliches Aufwärmprogramm einbauen können? Dann haben Sie hier beispielhaft ein von Z-Health entwickeltes Aufwärmprogramm, das für Fußballer optimiert ist, aber auch Athleten jeder anderen Sportart als Grundlage für Top-Leistung dienen kann:

1. Hüpfen Sie 10 bis 15 Sekunden lang leicht auf der Stelle und lassen Sie Ihren Kopf dabei in beide Richtungen sanft kreisen.

2. Nehmen Sie einen lockeren, breiten Stand ein und lassen Sie sich einige Male einen Buchstabenball zuwerfen. Fangen Sie diesen abwechselnd mit Ihren Händen auf und nennen Sie den Buchstaben, den Sie darauf erkannt haben, laut. Lockern Sie Ihre Muskulatur wieder mit einigen kleinen Hüpfern.

3. Lassen Sie sich nun einen Buchstabenball in der Größe eines Fußballs zuwerfen und spielen Sie diesen stets mit dem Innenrist des rechten Fußes zurück. Nennen Sie wieder den erkannten Buchstaben. Schütteln Sie sich aus und wiederholen Sie das Ganze mit dem linken Fuß, bevor Sie sich erneut lockern.

4. Tun Sie etwas für Ihre Wirbelsäule. Strecken Sie Ihren Rücken und machen Sie dann einen Ausfallschritt schräg nach vorn. Rotieren Sie Ihren Oberkörper zu beiden Seiten, Ihre Arme sind dabei vom Körper weggestreckt. Wiederholen Sie die Übung auch mit dem anderen Fuß vorne. Schütteln Sie sich aus.

5. Gehen Sie zu Ihren Sprunggelenken über.

a. Stehen Sie gerade, nehmen Sie Ihren rechten Fuß einen halben Schritt nach vorne und knicken Sie ihn dreimal nach außen um. Wiederholen Sie dies für links.

b. Anschließend machen Sie einen Ausfallschritt schräg nach vorne und lassen Ihren Knöchel auf beiden

Seiten nach innen umknicken.

c. Stellen Sie sich wieder aufrecht und heben Sie Ihr Bein im 90-Grad-Winkel. Heben und senken Sie Ihren Fuß, danach lassen Sie ihn kreisen. Alles wird fünfmal wiederholt.

d. Stellen Sie Ihren Fuß nach hinten auf den Zehenspitzen ab und lassen Ihr Sprunggelenk schräg umknicken, indem Sie leicht in die Knie gehen. Tun Sie dies für beide Seiten.

e. Stehen Sie auf einem Bein, das andere wird nach hinten abgewinkelt und der Fuß kreist in der Luft. Vergessen Sie nicht die andere Körperseite.

6. Nun sind Ihre Knie an der Reihe:

a. Vollführen Sie einen Ausfallschritt im 45-Grad-Winkel nach vorne. Halten Sie Ihren Rücken aufrecht und lassen Sie Ihr Knie kreisen. Seitenwechsel.

b. Legen Sie Ihre Ferse auf einem Mauervorsprung, auf einem Stuhl oder auf Ähnlichem ab, ziehen Sie die Zehenspitzen an und drehen Sie diese nach außen. Beugen Sie Ihren Oberkörper nach vorn und winkeln Sie Ihr Knie erst an, um es im Gegenzug wieder durchzustrecken. Machen Sie einige Wiederholungen auf beiden Seiten.

c. Zeit für einen Drill für das visuelle System: Bleiben Sie aufrecht und strecken Sie Ihren Daumen auf Augenhöhe vom Körper weg. Malen Sie je ein halbes

 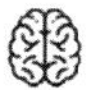

„H" in die Luft, während Ihre Augen dem Daumen folgen. Malen Sie anschließend Kreise in die Luft und folgen Sie Ihrem Finger dabei. Trainieren Sie beide Seiten gleichmäßig.

d. Wiederholen Sie Übung 6b, drehen Sie Ihre Zehenspitzen dieses Mal jedoch nach innen.

e. Nun folgt ein weiterer Drill, nämlich der Augenliegestütze, bei dem sich Ihr Finger von Ihren Augen entfernt und wieder annähert, während diese fokussiert folgen.

7. Lassen Sie uns zur Schulter übergehen.

a. Halten Sie Ihren Arm neben dem Körper gestreckt. Die Handfläche zeigt nach unten und ist leicht nach außen gedreht, die Finger sind gestreckt. Kippen Sie Ihren Nacken leicht zur anderen Seite und kreisen Sie Ihren Arm dann leicht aus dem Schultergelenk heraus.

b. Bauen Sie wieder einen Drill ein: Strecken Sie Ihren Daumen auf Augenhöhe vom Körper weg und fokussieren Sie erst den Finger, dann ein Ziel in der Ferne. Wiederholen Sie das Ganze 20 Mal, wobei Sie mit dem Wechsel immer warten sollten, bis das Bild scharf ist.

c. Wiederholen Sie Übung 7a, wobei die Handfläche nun nach hinten geklappt und leicht nach außen gedreht ist.

d. Es folgt ein weiterer Drill: Strecken Sie beide Daumen auf Augenhöhe vom Körper weg und lassen Sie Ihren Blick 20 Mal zwischen beiden hin- und herwandern. Wiederholen Sie die Übung, indem Sie die Daumen nun oben und unten halten und Ihren Blick zwischen diesen Positionen hin- und herpendeln lassen.

e. Winkeln Sie Ihren Arm um 90 Grad an und drehen Sie ihn nach außen. Die Handfläche zeigt nach oben, die Finger schräg nach hinten. Lassen Sie die Schulter kreisen.

8. Nun zur Hüfte:

a. Gehen Sie leicht in die Knie und lassen Sie die Hüfte kreisen.

b. Machen Sie einen Ausfallschritt im 45-Grad-Winkel nach vorn und lassen Sie die Hüfte erneut kreisen.

c. Heben Sie ein Bein an und lassen Sie es vor dem Körper in der Luft pendeln.

9. Zeit für einen Drill für das vestibuläre System: Blicken Sie auf den von Ihrem Körper weggestreckten Daumen und führen Sie mit dem Kopf eine Nein- und Ja-Bewegung durch, während die Augen stabil bleiben.

10. Beziehen wir Ihren unteren Rücken mit ein:

 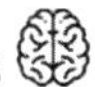

a. Rollen Sie Ihren Oberkörper nach vorn, bis Sie oben ankommen, Ihre Schultern hängen dabei locker nach unten.

b. Senken Sie Ihre Brust, machen Sie einen Buckel und atmen Sie dabei aus. Bei der Gegenbewegung atmen Sie ein.

11. Auch für Ihren Nacken haben wir ein paar Übungen:

a. Rotieren Sie ihn nach links und rechts, als hätten Sie Ihren Kopf auf einem Brett abgelegt.

b. Lassen Sie Ihren Kopf nach links und rechts kippen.

c. Bewegen Sie Ihren Kopf nach vorn und hinten sowie Ihr Kinn nach oben und unten.

12. Noch ein Drill für Ihren Gleichgewichtssinn: Richten Sie Ihre Augen auf den vom Körper weggestreckten Daumen. Ihr Arm macht eine Rotationsbewegung nach außen, Ihr Kopf und Ihr Blick folgen. Fahren Sie auch die Diagonalen ab, alle Varianten dreimal.

13. Kehren Sie zur Schulter zurück:

a. Malen Sie mit ausgestrecktem Arm diagonal Achter in die Luft, sowohl vor Ihrem wie auch seitlich von Ihrem Körper.

b. Winkeln Sie Ihre Arme nach vorn an und lassen Sie Ihre Schultern auseinander- und zusammengehen.

c. Schwingen Sie Ihre Arme seitlich vom Körper nach vorn und hinten. Bringen Sie allmählich die Ellbogen ins Spiel und führen Sie analog zum Sprint immer kontrolliertere und schnellere Bewegungen aus.

14. Es folgt ein weiterer Balance-Drill: Schwingen Sie mit den angewinkelten Armen und heben Sie dabei zeitgleich jeweils das Bein der Seite, deren Arm nach hinten zeigt.

15. Für die Rumpfstabilität machen Sie nun noch für 20 Sekunden einen Plank auf den Außenkanten Ihrer Hände.

16. Schließen Sie Ihr Aufwärmprogramm ab, wie Sie es begonnen haben: mit kleinen Hüpfern auf der Stelle für 10 bis 15 Sekunden.

Nun sind Ihre Muskeln warm, Ihre Sinne geschärft und Ihr Körper und Ihr Gehirn bereit, Ihre Topleistung abzurufen!

 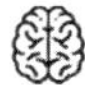

Fazit: Werde ein Neuroathlet

Noch sind bei Weitem nicht alle Rätsel des menschlichen Gehirns entschlüsselt, infolge seiner Komplexität liegen noch einige Phänomene seiner Funktionsweise im Dunkeln. Doch vielleicht konnten Sie dank der bereichernden Sichtweise des neuroathletischen Konzepts einige Ihrer eigenen Rätsel entschlüsseln – warum Sie trotz harten Trainings bislang nicht das abrufen konnten, wozu Sie eigentlich in der Lage sind.

Dieser Ratgeber hat hoffentlich etwas Licht ins Dunkle gebracht und erklärt, was sich hinter dem schwammigen Begriff der Leistung eigentlich verbirgt – nämlich nicht der nach außen sichtbare Output, sondern sein Zusammenspiel mit allen vorgeschalteten und verborgenen Strukturen, angefangen von den Reizen der Umwelt über ihre Aufnahme durch unsere Sinne bis hin zur Verarbeitung dieser durch unser Nervensystem, das letztendlich über die Art, Stärke und Präzision der Ausführung einer Bewegung entscheidet.

Sie haben sich ein grundlegendes Wissen über die biologischen und physiologischen Strukturen unseres Nervensystems angeeignet und eine Kenntnis darüber erlangt, wie Lernen überhaupt möglich ist. Das ist ein Schlüssel zum Verständnis des Neuroathletiktrainings. Ohne dieses würden Sie die Drills möglicherweise auch als Hokuspokus abtun und Ihnen nicht weiter Beachtung schenken. Hätte, wäre, wenn... Sie wissen es nun besser und haben mit den in diesem Ratgeber gezeigten Übungen sowie mit den weiteren Ratschlägen die Werkzeuge an der Hand, die Sie benötigen, um individuell an sich arbeiten und Ihre Leistung optimieren zu können. Nutzen Sie den 10-Wochen-Intensiv-Plan als Startschuss auf Ihrem Weg zu einem besseren Selbst. Viel Erfolg dabei!

Literatur

Gehirn

- https://www.nzz.ch/meinung/kommentare/von-digitaler-freiheit-und-digitaler-abhaengigkeit-mehr-hirn-bitte-ld.18309
- https://www.welt.de/gesundheit/article196824853/Smartphone-Nutzung-veraendert-das-Gehirn.html

Nervensystem

- https://www.lecturio.de/magazin/nervensystem/
- https://www.netdoktor.at/anatomie/zentrales-nervensystem-6682820
- https://www.gesundheitsinformation.de/wie-funktioniert-das-nervensystem.2247.de.html
- https://www.apotheken.de/krankheiten/hintergrundwissen/4689-aufbau-und-funktion-des-nervensystems
- https://www.germanjournalsportsmedicine.com/fileadmin/content/archiv2015/Heft_2/DZSM_2015-02_WEB_Bloch_zellulaere_Wirkmechanismen.pdf
- https://www.gesundheitslust.info/lifestyle/einfluss-sport-nervensystem/
- https://www.gannikus.de/medizin/das-zentrale-nervensystem/
- https://www.trainingsworld.com/training/krafttraining/hirn-statt-muskeln-zns-training-1277926

Motorik, Physiologie und Biomechanik

- https://www.lecturio.de/magazin/grundlagen-motorik/
- http://mitmannsgruber.net/wp-content/uploads/2015/06/Biomechanik_Skriptum-2013.pdf
- https://www.blv-sport.de/fileadmin/bildung/unterlagen/2012/B-Trainer-Nachwuchs/Biomechanik/Einfuehrung_Biomechanik.pdf

Neurowissenschaften

- https://www.spektrum.de/alias/r-hauptkategorie/neurowissenschaften-in-kuerze/949211
- https://www.dasgehirn.info/handeln/lernen/neurodidaktik-lernen-muss-spass-machen
- https://www.uni-wuerzburg.de/fileadmin/06000060/04_Fort-_und_Weiterbildungen_Lehrkraefte/Herbsttagungen/Herbsttagung_2016/20161006_WS_04_Neurobiologie.pdf
- https://www.youtube.com/watch?v=viMznhRpPpM

Lerntheorien

- https://blog.cognifit.com/de/lerntheorien/
- https://gedankenwelt.de/die-6-wichtigsten-entwicklungstheorien/

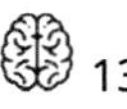

- http://www.lernpsychologie.net/lerntheorien/konstruktivismus

neurozentrisches Training
- https://sportsandthemind.com/sport-perfomance-imagination/
- https://www.lebenskarten.de/imagination/
- https://www.philognosie.net/denken-lernen/mentales-training-lernen-durch-imagination
- https://appliedsportpsych.org/resources/resources-for-athletes/sport-imagery-training/
- https://www.soft-skills.com/imagination-und-zielbilder/
- https://d-nb.info/989295990/34
- https://www.aerzteblatt.de/archiv/16477/Wieviel-Auge-braucht-der-Sport
- https://www.researchgate.net/publication/200464480_Sinnesleistung_im_Sport
- https://www.valeostudio.de/wp-content/uploads/2019/04/62-64-Neuroathletik.pdf
- https://www.wissenschaft-shop.de/out/media/docs/9783742307620-compressed.pdf
- https://www.entwicklungsraeume.at/media/infotexte/Basissinne.pdf
- https://marcnoelke.de/2018/04/29/die-3-saeulen-der-fitness-was-unsere-bewegung-steuert
- https://www.trainingsworld.com/training/neuroathletik/neuroathletik-das-visuelle-system
- https://www.trainingsworld.com/training/neuroathletik/neuroathletik-das-propriozeptive-system
- https://www.zdf.de/sport/zdf-sportreportage/neuro-athletik-trainiert-gehirn-und-sinne-100.html
- https://www.handball-world.news/o.red.r/news-1-1-1-71594.html
- http://spielverlagerung.de/2015/07/16/interview-zum-neuroathletiktraining/
- https://www.fitbook.de/fitness/warum-neuroathletik-den-sport-revolutionieren-kann
- https://www.trainingsworld.com/training/neuroathletiktraining-und-die-rolle-des-hirns-beim-sport
- https://www.focus.de/gesundheit/ratgeber/gehirn/sport-die-muckibude-fuers-gehirn_id_10459146.html
- http://neuro-athletic-training.com/
- https://www.facebook.com/neurosportsperformance/posts/272229976804153?comment_id=272378810122603&reply_comment_id=284028518957632&comment_tracking=%7B%22tn%22%3A%22R%22%7D

Übungen

visuelles System
- https://www.youtube.com/watch?v=Euqr_U5-Q1o
- https://www.youtube.com/watch?v=NzQyaAH2Efs
- https://www.youtube.com/watch?v=aunC2sSjvC8&list=PLqmACbb0gE-91MUU-rpcnM4qSxqNjRfKq&index=16&t=0s
- https://www.youtube.com/watch?v=Ego2KI8CzO4&list=PLqmACbb0gE-91MUU-rpcnM4qSxqNjRfKq&index=23&t=0s
- https://www.youtube.com/watch?v=i3DKQ7EPnys
- https://www.youtube.com/watch?v=ZEtDvHU3Ack&list=PLqmACbb0gE-91MUU-rpcnM4qSxqNjRfKq&index=82&t=0s
https://www.youtube.com/watch?v=nPLgiZepV2M
- https://www.youtube.com/watch?v=FFk1gvv2gTg&list=PLqmACbb0gE-91MUU-rpcnM4qSxqNjRfKq&index=83&t=0s

vestibuläres System
- https://www.youtube.com/watch?v=Euqr_U5-Q1o
- https://www.youtube.com/watch?v=dw0J_EchOng
- https://www.youtube.com/watch?v=uuQfb0zQzA8
- https://www.youtube.com/watch?v=km82xKV7f20
- https://www.youtube.com/watch?v=mBEGqVHqJCQ&list=PLqmACbb0gE-91MUU-rpcnM4qSxqNjRfKq&index=84&t=0s

propriozeptives System
- https://www.youtube.com/watch?v=HO6pY8WveTQ
- https://www.youtube.com/watch?v=R0xD_-YDORE

Alltags- und Atemübungen
- https://www.youtube.com/watch?v=MbpSFqojCvs
- https://www.youtube.com/watch?v=w8Olm7QOtDk
- https://www.youtube.com/watch?v=ou6j_s-5Cro&list=PLqmACbb0gE-91MUU-rpcnM4qSxqNjRfKq&index=37&t=0s
- https://www.youtube.com/watch?v=3oFi-j_7_7Y&list=PLqmACbb0gE-91MUU-rpcnM4qSxqNjRfKq&index=61&t=0s
- https://www.youtube.com/watch?v=o2GKwA_hNzo&list=PLqmACbb0gE-91MUU-rpcnM4qSxqNjRfKq&index=62&t=0s
- https://www.youtube.com/watch?v=_zw2irjcUds&list=PLqmACbb0gE-91MUU-rpcnM4qSxqNjRfKq&index=92&t=0s

neuronales Aufwärmtraining
- https://www.youtube.com/watch?v=kmhMJQVqhLM&list=PLqmACbb0gE-91MUU-rpcnM4qSxqNjRfKq&index=72&t=0s

Leistungssteigerung im Alltag

- https://www.in-form.de/wissen/brainfood-gesundes-essen-fuer-fittes-gehirn/
- https://www.brain-effect.com/magazin/brainfood-power-ernaehrung-gehirn
- https://www.gesundheitswissen.de/ernaehrung/brainfood/
- https://www.fitforlife.ch/artikel/rituale-im-sport/
- https://www.beyourbest.de/spitzenleistung/die-positive-kraft-von-ritualen/
- https://www.spiegel.de/wissenschaft/mensch/hirnforschung-kurzes-meditieren-verbessert-geistige-faehigkeiten-a-689352.html
- https://www.ksta.de/freizeit/-sote-meditation-bessere-sportliche-leistung-23382482
- https://www.brain-effect.com/magazin/mehr-power-mit-meditation
- https://ich-will-meditieren.de/achtsamkeit-beim-sport-leistungssteigerung-durch-das-achten-auf-den-eigenen-koerper/
- https://wiki.yoga-vidya.de/Wissenschaftliche_Studien_Meditation
- https://www.surveybee.de/blog/2015/08/leistungssteigerung-durch-mediation/
- http://mentale-tankstelle.de/2016/03/11/4-gruende-warum-jeder-sportler-meditieren-sollte/